DU TYPHUS

A PROPOS

D'UNE ÉPIDÉMIE DE FIÈVRE TYPHOÏDE

A LYON (1874)

PAR LE

DOCTEUR ÉMILE ALIX

Médecin principal (hôpitaux militaires)
Chevalier de la Légion-d'Honneur
Membre de plusieurs Sociétés savantes.

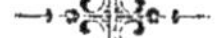

LYON, GENÈVE, BALE
H. GEORG, LIBRAIRE-ÉDITEUR

1875

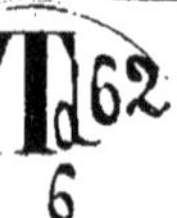

TYPHUS

ET

FIÈVRE TYPHOÏDE

OUVRAGES DU MÊME AUTEUR

EN VENTE A LA MÊME LIBRAIRIE

1° **Observations médicales en Algérie.** In-8, 1869... 4 fr.

2° **Réflexions sur les Transformations des Doctrines médicales.** In-8, 1873 .... 2 »

3° **Du Traitement des Maladies aiguës.** In-8, 1873... 1 »

DU TYPHUS

A PROPOS

D'UNE ÉPIDÉMIE DE FIÈVRE TYPHOÏDE

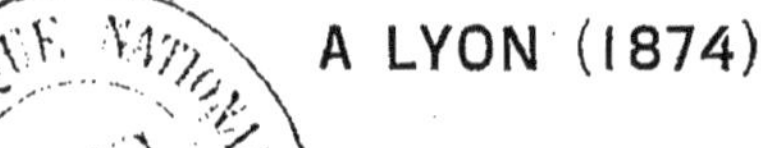

A LYON (1874)

PAR LE

DOCTEUR ÉMILE ALIX

Médecin principal (hôpitaux militaires)
Chevalier de la Légion-d'Honneur
Membre de plusieurs Sociétés savantes.

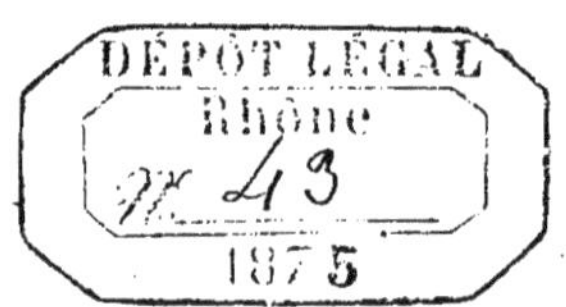

LYON, GENÈVE, BALE
H. GEORG, LIBRAIRE-ÉDITEUR

1875

AVANT-PROPOS

Je prie mes lecteurs d'être bien persuadés que dans les conclusions de ce travail, qui paraîtront s'éloigner un peu des opinions générales, je n'ai voulu formuler aucune négation. Si j'arrive à démontrer que l'expression typhus, appliquée à une maladie déterminée, est fausse ; c'est après avoir déduit mon affirmation de l'analyse de très-nombreux et très-sérieux documents. Je crois même avoir rencontré la seule manière de concilier les opinions des écrivains qui ont bataillé sur la question de l'identité de la fièvre typhoïde et du typhus.

DU TYPHUS

A PROPOS

D'UNE ÉPIDÉMIE DE FIÈVRE TYPHOÏDE

A LYON (1874)

PREMIÈRE PARTIE

Épidémie de fièvre typhoïde dans la garnison de Lyon.

En 1818, le docteur Augouard, traitant de la fièvre adynamique, voulant indiquer qu'il parlait d'un sujet bien discuté, avait pris l'épigraphe suivante, pour sa thèse inaugurale : « *Grammatici certant, et nunc sub judice lis est.* »

La science a marché depuis cette époque. Louis a publié son grand ouvrage, la fièvre typhoïde est admise généralement aujourd'hui comme l'expression réelle de certaines fièvres essentielles d'autrefois. Les symptômes de la fièvre typhoïde sont bien connus, son anatomie pathologique, surtout en ce qui concerne la lésion intestinale, laisse peu à désirer.

Mais tout n'est pas dit encore à propos de cette maladie toujours active, qui fait tant de ravages parmi les populations, qui enlève un si grand nombre de militaires à l'armée. En présence d'une entité morbide si désastreuse, il est toujours permis de chercher des aperçus nouveaux qui pourraient amener un progrès dans l'étude, soit des causes, soit du traitement de cette affection.

La multiplicité des ouvrages écrits à ce sujet ne doit pas arrêter les hommes de bonne volonté.

Je vais donc essayer d'exposer quelques remarques qui m'ont été suggérées par la présence d'une épidémie de fièvre typhoïde à Lyon pendant les mois d'avril et mai 1874.

La fièvre typhoïde règne d'une manière endémique dans la garnison de Lyon. Chaque année elle fait de nombreuses victimes. Elle occasionne une mortalité supérieure à celle déterminée par la phthisie pulmonaire. Il faut, il est vrai, tenir compte de ce fait, que beaucoup de soldats atteints de tubercules sont envoyés en convalescence, ou réformés, et succombent dans leurs familles; tandis que pour la fièvre typhoïde la mortalité tout entière se fait dans l'établissement hospitalier.

En relevant les causes de décès à l'hôpital militaire de la Charité, depuis sa création en 1832, soit 42 ans, j'ai trouvé que la phthisie avait déterminé la mort 1,802 fois; la fièvre typhoïde 2,561. Si à la maladie inscrite sous le nom de fièvre typhoïde, nous ajoutons les maladies que cette expression renferme et qui étaient autrefois désignées par les mots de fièvre adynamique, fièvre ataxique, fièvre adœno-méningée, etc. etc., nous trouvons le nombre 2,909 décès pour cette forme pathologique, sur un total de 13,401. Près du quart.

Les années les plus calamiteuses pendant cette longue période sont : 1854 avec 115 décès; 1855 donnant 193 morts; 1856 avec 176. Puis l'année 1859 avec 191. Enfin 1868, 70, 71, ayant perdu 127, 129, 115 militaires. Les fièvres typhoïdes reçues à l'hôpital pendant l'année 1873, ont donné 38 décès. Une des années les moins malheureuses.

Si l'on cherche quels sont les mois les plus chargés, on trouve en première ligne: août, septembre, octobre, la mortalité étant plus que double de celle des autres mois. Puis viennent: novembre, décembre, janvier. Les mois les moins éprouvés sont: mai, juin, juillet.

Je n'ai trouvé nulle part la trace d'une relation d'une épidémie de fièvre typhoïde à Lyon. Les archives du conseil de santé doivent évidemment renfermer des documents à ce sujet. Il est incontestable qu'il s'est produit des événements exceptionnels pour expliquer cette augmentation si considérable de mortalité à certaines époques. Pour 1870-71, les raisons sont faciles à trouver. C'était la guerre et l'encombrement des troupes et des malades à Lyon. Probablement ce sont des faits analogues qui ont, en 1854-58, augmenté les pertes à l'hôpital.

Cette persistance dans la production de la maladie qui nous occupe s'explique naturellement quant à la fréquence, car Lyon a toujours eu une nombreuse garnison, et les casernes ont toujours laissé à désirer. Il eût été très-intéressant de connaître la proportion des maladies avec les effectifs successifs de l'armée de Lyon. Il m'a été impossible de réunir les éléments de ce problème. Je n'ai même pas pu trouver, avant 1861, le nombre des entrées à l'hôpital militaire ; circonstances fâcheuses qui ont réduit à néant des recherches que j'avais entreprises.

L'année 1873 a été particulièrement une année moins éprouvée, puisqu'elle ne compte que 38 décès, et ces décès avaient en majorité été constatés aux mois d'août, septembre, octobre. Dans mon service, sur 16 morts pendant l'année, 15 succombaient pendant cette période.

La fièvre typhoïde avait diminué en décembre, elle avait en quelque sorte disparu pendant le mois de janvier 1874. Les affections pulmonaires avaient pris la place des maladies des organes digestifs, les bronchites, les pneumonies étaient extrêmement nombreuses ; en février, ces affections revêtirent des apparences typhoïdes sans cependant devenir mortelles, car presque toutes guérirent.

En mars, les fièvres typhoïdes reparaissent et s'accentuent vers la fin du mois; les entrées deviennent très-nombreuses en avril. Il est important de noter ces circonstances.

Vers cette époque, l'attention est fixée sur ce qui se passe en ville. Un soir des vacances de Pâques, une affiche annonce aux habitants que les élèves ne rentrent pas au Lycée, par suite de mesures sanitaires. Une épidémie de fièvre typhoïde s'était déclarée dans cet établissement. Bientôt on apprit que cette affection s'étendait sur toute la ville.

Cette révélation inattendue impressionne la population, à juste titre, mais peut-être l'imagination a-t-elle exagéré les allures de l'épidémie.

Une coïncidence singulière donnait une impulsion plus grande aux préoccupations des habitants.

Depuis plusieurs mois, on ne parlait dans les sociétés médicales, et, on doit ajouter, dans le monde extra-médical, que du traitement de la fièvre typhoïde par la méthode de Brand, les bains froids, on en disait des merveilles. On comprend dès lors combien cette question de thérapeutique prit d'importance, quand l'épidémie fut révélée.

Après quelques jours passés, lorsque l'on voulut se rendre compte des faits, on s'aperçut que les événements avaient suivi leur marche naturelle, que cette épidémie, pas plus que d'autres, n'était tombée des nues ; elle s'était faite lentement, s'était développée peu à peu dans tous les lieux les plus propices à son éclosion. C'est ainsi qu'elle s'accentuait au Collége, qu'elle se multipliait à la caserne de la Part-Dieu. Là se trouvaient réunis des jeunes gens, ici il existait une considérable accumulation de jeunes soldats. Et quand nous étudierons les causes, nous montrerons les motifs de cette éclosion.

Je me borne à signaler la coïncidence de l'épidémie en ville et dans la garnison, avant d'avoir suivi son évolution, croyant à son développement dans la population civile, avant sa pénétration dans les casernes; je disais que, si cette antériorité était prouvée, elle offrirait un fait exceptionnel; car les épidémies, en général, prennent naissance parmi les troupes, puis se répandent dans la population urbaine. Ici rien d'extraordinaire. L'épidémie naissait dans la ville et dans la garnison par le fait des mêmes causes.

Les entrées à l'hôpital se multiplièrent pendant le mois d'avril, et certains jours furent marqués par le nombre plus considérable des entrants et la gravité plus grande des maladies. Ainsi j'ai noté les journées du 4 au 5, du 8 au 9, du 23 au 24, du 27 au 28. Le mouvement se continue pendant les premiers jours de mai, pour décroître assez rapidement.

Quand M. le médecin en chef, pour répondre aux questions posées par l'autorité, et faire des rapports officiels, demanda à chaque médecin traitant la récapitulation exacte des malades pour cause typhoïde dans le service, il indiqua les dates du 1er avril au 25 mai, comme limites dans lesquelles pouvait être renfermée la durée de l'épidémie.

Au 25 mai, en comptant 7 fièvres typhoïdes restantes du 1er avril, et 445 entrées pendant la durée de l'épidémie, on trouve un total de 452 typhoïdes. Et pour ce nombre 47 décès, soit 10,4 pour 100.

Ce chiffre indique une épidémie frappant beaucoup de monde, et je ne trouve dans les relations d'épidémies de fièvre typhoïde que celle de Paris, dont Bégin et Lévy ont publié le compte-rendu, qui ait présenté un chiffre supérieur. Mais la mortalité a été plus considérable, puisque l'on compte 95 décès, pour 530 malades, 18 °/₀. Nous avons été relativement favorisés, puisque nous avons obtenu ce que l'on est convenu d'appeler une moyenne favorable.

Cette proportion, du reste, a été fort remarquée et mérite de l'être ; aussi en ferai-je ressortir l'importance, quand je comparerai les résultats de cette fièvre typhoïde épidémique à ceux de la fièvre typhoïde ordinaire.

Causes. — Quelles causes peut-on invoquer pour expliquer le développement de cette épidémie ?

Il est inutile de répéter les raisons bien connues de l'âge des jeunes soldats, l'influence de la vie militaire, l'encombrement des casernes. A ces causes perpétuellement actives, il faut en ajouter de plus spéciales.

Les observations antérieures de M. Marmy, et celles qu'il fut obligé de faire ces derniers temps, ont pour effet de mettre en évidence des causes particulièrement puissantes :

1° Une cause réelle, quoique secondaire, plus accentuée cependant cette année, est la mauvaise tenue des casernes;

2° Mais la cause la plus active est bien certainement le développement des miasmes par les égouts de la ville, mal entretenus, et privés d'eau, par suite de la sécheresse qui se faisait sentir à Lyon depuis plusieurs mois.

Comme la sécheresse a été assez générale en France, et que, dans plusieurs villes, les établissements de l'instruction publique ont été atteints par la fièvre typhoïde, il y a lieu de comparer les causes probables reconnues ou soupçonnées dans chaque localité; on pourra tirer de ces comparaisons des indications qui se rapprocheront de la vérité absolue.

A Lyon, les mois de mars et avril ont été exceptionnellement chauds, les fleuves qui baignent la ville avaient des eaux très-basses, les égouts qui sont chaque année balayés, nettoyés par les hautes eaux, se sont trouvés à sec. Le développement a été à son summum de puissance. D'autant plus qu'il y a lieu de croire que les niveaux des égouts sont mal réglés. Ce qui donne une grande créance à cette opinion, c'est que l'épidémie s'est particulièrement montrée dans les endroits mal tenus, ainsi près du Collége, ainsi dans les environs de la Part-Dieu. Près du Collége, le voisinage des halles centrales, accumulant beaucoup de détritus dans les égouts, a pu contribuer à la production plus puissante des causes morbides (1).

Je renverrai pour l'étude plus particulière de ces causes au travail de M. Quivogne, qui traite complètement la question des égouts et des fosses d'aisances à Lyon.

Les casernes les plus atteintes sont : la Part-Dieu, aux Brotteaux et Serin, sur les bords de la Saône. La Part-Dieu est une caserne immense, qui renferme une population de près de cinq mille soldats ; plus les chevaux de quatre régiments de cavalerie, d'un escadron de train, de l'artillerie. On comprend dès lors que les maladies soient très-fréquentes par suite du nombre des habitants, mais surtout par le fait de l'accumulation dans les mêmes bâtiments de tant d'individualités humaines et animales, qui développent incessamment les éléments actifs d'un empoisonnement réciproque général. De plus, cette caserne, récemment construite, a été bâtie sur un terrain suspect, formé de matériaux rapportés. Tout ce côté de la ville, du reste, est envahi par la fièvre typhoïde.

La maladie ne s'est pas montrée sur les hauteurs de Fourvières et de la Croix-Rousse. Quelques régiments occupant des casernes situées dans des lieux élevés, comme Saint-Jean, par exemple, non seulement n'eurent pas de pertes à déplorer, mais ils n'eurent pas de malades. Si l'on compte quelques rares fièvres typhoïdes provenant de Saint-Irénée et de Sathonay, il ne faut pas oublier qu'à toutes les époques de l'année on trouve dans ces postes des représentants de la fièvre typhoïde. La présence d'une

(1) On pourra m'objecter qu'en octobre, les eaux sont encore plus basses, et la fièvre typhoïde ne règne plus en ville. Elle règne très-sérieusement dans la garnison de la Part-Dieu. Il y a d'autres éléments de combinaison sans doute, et puis peut-être encore une question d'accommodation, d'acclimatement. J'ajoute un fait curieux, l'épidémie d'automne qui sévissait à la Part-Dieu a cessé presque subitement, après le débordement du Rhône du mois de novembre et les pluies.

épidémie dans la ville basse n'étant pas une contre-indication à la production dans la ville haute, ou dans le camp, de cas accidentels, parmi la nombreuse population militaire.

Comme témoignage encore à l'appui de la thèse qui attribue aux émanations trop actives des égouts la cause principale de l'épidémie, M. Marmy rappelle un rapport qu'il a dû faire à propos d'une épidémie qui s'est montrée à Saint-Etienne en 1861.

A cette époque, Saint-Etienne ne connaissait que les eaux du Furens. Les aménagements de la voirie laissaient à désirer. Chaque année les habitants se résignaient à payer un tribut au mal. Les causes de ces dangers, signalées en 1861, la municipalité voulut s'en garantir pour l'avenir ; on capta les eaux du voisinage, on fit des conduites convenables dans la ville ; depuis lors la fièvre typhoïde ne s'est plus représentée sous forme épidémique.

MOUVEMENT DES ENTRÉES. — Pour donner à M. le médecin-chef un aperçu exact de la situation, chaque médecin traitant établissait le matin un bulletin indicateur du mouvement des typhiques. Ce bulletin donnait le nombre vrai des malades par cette cause en les divisant en trois catégories : maladie grave, moyenne, légère.

Cette division était très-commode pour indiquer justement ce qui se passait; mais il n'est guère possible de la conserver dans un travail d'ensemble ; car les maladies légères passaient souvent à l'état moyen, les moyennes aux graves. De sorte qu'il en résulterait un mouvement final plus propre à embrouiller qu'à éclairer la statistique.

L'important est que toutes les maladies comprises sous le nom de *fièvre typhoïde épidémique* fussent toutes légitimement étiquetées, et particulièrement les maladies légères ; car c'est dans cette catégorie qu'il est le plus facile de commettre une erreur de diagnostic, malgré la meilleure bonne volonté et la plus scrupuleuse attention.

Je n'ai ici à parler que de ce qui se passait dans mon service particulier.

Les entrants, surtout les entrants d'une même journée, de celles que j'ai signalées, offraient tous des caractères communs, tous ils se ressemblaient, et couchés, on aurait dit le même malade se retrouvant dans les lits successifs. Les symptômes du premier jour se modifiaient par le repos ; le lendemain, les états morbides se dessinaient, s'accentuaient ; déjà on pouvait, jusqu'à un certain point, prévoir le développement ultérieur de la maladie.

Les signes qui me faisaient classer les malades dans la catégorie des cas légers étaient ceux qui indiquent les symptômes généraux de la fièvre typhoïde dans sa première période, sans exagération : prostration, expression plus ou moins accentuée de stupeur, céphalalgie, langue fraîche, diarrhée ou constipation ; quelquefois léger gargouillement iliaque, épistaxis, et température dans les environs de 38°.

Pour classer les cas moyens ou graves, au lieu de prendre un symptôme qu'il faut changer suivant la forme de la maladie, au lieu de juger par l'ensemble qui peut être mal apprécié, je prenais pour terme la chaleur. Quand le thermomètre oscillait entre 39 et 40, je classais les malades dans la catégorie de moyenne gravité ; quand il oscillait entre 40 et 41, c'étaient des cas graves.

Avec ce procédé qui ne fait, comme les autres, que des classifications temporaires, changeantes, j'avais un terme de comparaison fixe, et, par conséquent, j'avais plus de chance de rester dans le vrai.

C'était M. le docteur Gromier, faisant les fonctions d'aide-major dans mon service, qui était chargé tout spécialement d'établir le mouvement des maladies épidémiques.

La première fois que M. le médecin-chef demanda ce bulletin, j'avais alors 60 typhoïdes. Le hasard fit que M. Gromier inscrivit 20 malades dans chaque catégorie. C'est, en effet, ce rapport qui a paru se maintenir dans toute la durée de l'épidémie entre les diverses gravités, et, je crois, dans tous les services.

Quand, après quelques jours, l'épidémie fut en état, on voulut chercher à préjuger de sa gravité ; il fut possible, par la comparaison des malades, de prévoir sans grande chance de se tromper que la maladie serait peu meurtrière ; car, dans le tiers des cas observés, on rencontrait des états typhoïdes. Je donne ce nom à ce que divers auteurs appellent : fébricule, typhus abortif, même embarras gastrique fébrile, ou fièvre muqueuse. Je préfère ce mot : état typhoïde, aux autres expressions, parce qu'il conserve l'assonance, et rappelle que c'est la même forme morbide à un moindre degré. Je n'accepte pas le nom de *fièvre* muqueuse, que Pinel récusait déjà ; cette dénomination laissant supposer que l'on est en présence d'une maladie différente de la fièvre typhoïde. Cependant on ne rencontre jamais de fièvre muqueuse à l'amphithéâtre. Quand un décès survient pour une maladie envoyée à l'hôpital avec ce diagnostic *fièvre* muqueuse, on trouve, à l'autopsie, une fièvre typhoïde ; conserver une expression qui ne représente rien, c'est vouloir bénévolement s'abuser.

Symptomatologie. — Je ne donnerai pas une description, symptôme par symptôme, de ce que j'ai pu voir chez mes malades, j'indiquerai sommairement les faits principaux qui spécialisent cette épidémie dans la série des épidémies typhoïdes.

Je ferai remarquer d'abord que la maladie apparaît avec le printemps, à cette époque de l'année où le fonctionnement de la peau devient plus actif et détermine l'apparition d'une grande variété d'éruptions : acné, érythème, furoncles, etc... Par conséquent, on doit s'attendre à trouver sur le corps des malades toutes ces formes éruptives.

Je cite cette circonstance, car je crois pouvoir dire que tous les malades entrés dans nos salles pendant la période épidémique, et pour cette cause, ont offert des taches exanthématiques ; les uns, des taches rares, isolées sur l'abdomen, le flanc ; les autres, nombreuses, dispersées sur le ventre, le flanc, la poitrine et les membres ; sur le dos même on pouvait rencontrer des apparitions ne pouvant se différencier des taches abdominales.

De cette généralité dans l'apparition de la tache, il en est résulté que, dans l'énumération des phénomènes spéciaux, je n'ai noté que les cas où l'apparition rosée a été considérable. Ce phénomène devait d'autant plus être remarqué, que l'année précédente j'avais rarement eu à signaler la tache rosée dans les fièvres typhoïdes, même dans les cas graves, dont l'issue fatale n'a pas laissé la moindre incertitude sur le diagnostic, puisque je fais toutes les autopsies.

Je suis porté à croire qu'en temps ordinaire la présence de la tache n'a pas une grande importance même diagnostique ; car il est quelquefois très-difficile de la bien reconnaître, et le pronostic n'y gagne rien.

En temps d'épidémie, apparaissant à son jour, à sa période d'évolution, du 6me au 10me jour, cette tache prend une importance réelle, car lors même que les signes sont peu accentués, si la tache se montre, elle témoigne de l'action de la maladie épidémique sur la constitution du sujet.

C'est donc avec raison que je fais ressortir, dans l'épidémie de Lyon, et la réalité et la multiplicité de ce phénomène sur l'importance duquel j'aurai à revenir.

Il est rationel d'admettre, et les faits le démontrent, que lorsqu'une maladie se prononce sous forme épidémique aussi évidente que celle qui fait le sujet de cette étude, tous les individus qui se trouvent dans sa sphère d'activité subissent son influence, sont plus ou moins atteints ; il en doit être de la fièvre typhoïde épidémique comme du typhus, comme du choléra. Seulement les résistances organiques sont inégales, comme peuvent l'être les doses absorbées, de même aussi il se rencontre des constitutions réfractaires pour une cause quelconque. C'est cette multiplicité, probablement indéniable des diverses gravités dans les maladies écloses, qui fait que l'épidémie typhoïde, dans son ensemble, a été moins meurtrière que ne l'est la maladie endémique.

La forme abdominale a été la forme la plus ordinaire, et presque la seule qui se soit montrée, par conséquent, la plus grave. Un seul décès, dans mon service, peut être attribué à la prédominance des symptômes cérébraux, tellement les accidents nerveux ont été accentués, délire aigu persistant, céphalalgie, pupilles contractées, rétention d'urine par paralysie, la vessie étant pleine de liquide.

Les chaleurs d'avril et mai ont été brusquement interrompues par un froid subit très-marqué ; cette modification inattendue de la température apporta des changements notables dans l'état des malades. Ainsi les bronchites symptomatiques qui avaient été fréquentes, sans entraîner des dangers par elles-mêmes, sauf un cas, deviennent graves ; les pneumonies hypostatiques, conséquences de la période adynamique, prennent des allures fâcheuses ; enfin plusieurs malades furent pris de véritables pneumonies intercurrentes. J'ai constaté six pneumonies ainsi survenues, deux ont contribué à la mort du malade, les quatre autres eurent des terminaisons heureuses, malgré de pénibles péripéties.

Un mot des maladies concomitantes.

J'ai déjà signalé la présence de différents exanthèmes ; nous avons eu des rougeoles graves. Je ne puis passer sous silence un fait singulier pour lequel il ne m'a pas été permis de poser un diagnostic définitif.

Un militaire, entré dans mon service le soir, est vu par mon confrère, M. Eychenne, qui porte le diagnostic scarlatine. A ma visite du lendemain, quoique je trouve encore une rougeur assez étendue, je crois pouvoir, d'après la forme de l'éruption assez bien caractérisée sur la poitrine et dans la gorge, changer la dénomination et inscrire le mot rougeole. Le lendemain, c'est-à-dire le troisième jour, il n'y avait plus apparence ni de rougeole, ni de scarlatine, mais seulement sur les bras les traces prononcées d'un urticaire. Le quatrième jour, tout avait disparu. Ce malade fut conservé quelque temps en observation, dans la crainte de voir apparaître des accidents, soit du côté du poumon, soit des reins. Il sortit enfin sans que l'on pût constater l'indice d'un malaise.

Quelle était son affection réelle?

Voilà des symptômes très-accentués de maladies diverses qui se succèdent et disparaissent sans laisser de traces. Je crois le fait assez rare dans l'espèce pour devoir le signaler.

L'érysipèle de la face était représenté par quelques cas dans nos salles pendant l'épidémie. Il faut ajouter que toute l'année on rencontre cette affection dans les différents services. Cette maladie a compliqué quelquefois la fièvre typhoïde sans l'aggraver. Des furoncles, de petites plaies ont été le point de départ de légers érysipèles sur différentes parties du corps ; je signale les plus intenses ; mais il a été possible d'empêcher le développement de cette complication.

L'affection la plus redoutable parmi les maladies zymotiques fut la dipthérite ; MM. les médecins de l'Hôtel-Dieu de Lyon ont signalé cette coïncidence.

J'ai vu, pendant la période qui nous occupe, cinq cas d'angine dipthéritique. Trois se montrant chez des typhisés, une chez un tuberculeux, la dernière constituant la maladie seule.

Un typhique mourut, mais il fut très-difficile d'affirmer la présence des fausses membranes qui se montrèrent dans la période ultime, et plus difficile de soigner convenablement les désordres divers développés dans le larynx, en raison de l'état du malade. L'autopsie a confirmé les prévisions.

La mort du tuberculeux fut hâtée par le développement de fausses membranes dans les bronches, après leur disparition de la gorge. Les trois autres malades guérirent parfaitement sans opération. A ces cinq cas, je pourrais ajouter un sixième observé quelque temps après la disparition officielle de l'épidémie, heureusement terminée.

Il est à peine nécessaire de signaler que la fièvre typhoïde absorbait toute la pathologie ; c'est le fait habituel des maladies épidémiques.

Quand la marche de la maladie prit une allure décidée, qu'il fut évident que nous aurions beaucoup de malades par la même cause, M. le médecin en chef demanda les moyens de prévenir l'encombrement dans notre hôpital. On évacua sur les localités voisines tous les malades qui pouvaient supporter le voyage, surtout les vénériens.

De cette manière, on put conserver des salles vastes, non encombrées, et éviter les influences morbides nosocomiales. Aussi, si l'on a constaté quelques cas nés dans les salles, ils furent rares ; je n'en ai pas eu dans mon service.

A la date du 25 mai, j'avais reçu 90 typhiques ; j'ajouterai deux cas postérieurs à cette date qui est en dehors du mouvement officiel ; total 92. Le 25 mai, j'avais enregistré sept morts ; le 1er juin, j'en compte en tout neuf, deux de plus ; mortalité relative, 9.6 0/0.

Je forme ici un tableau synoptique des principales particularités relevées dans mes notes. Je n'ai pas résumé l'histoire de tous mes malades. Je trouve 40 feuilles d'observations pour 40 militaires guéris, et 9 pour même nombre de décès, total 49 feuillets.

Je note un symptôme général assez curieux : on constate chez tous les malades une haleine forte, rappelant les exhalaisons d'un homme chloroformisé.

DÉTAIL DES PARTICULARITÉS.	LEUR FRÉQUENCE.		
	Malades guéris.	Décès.	Total.
Taches rosées lenticulaires très-accentuées..	7	3	10
Angine	8	2	10
Bronchite généralisée	11	3	14
Pneumonie vraie concomitante	4	2	6
Ulcérations de larynx	»	1	1
Fuliginosités, langue sèche	»	6	6
Au début très-variable.			
Vomissements	»	2	2
Gargouillement iliaque	17	»	17
Tympanite	»	7	7
Diarrhée	17	6	23
Eschares au sacrum	3	3	6
— au cou	1	»	1
Hémorrhagie intestinale	»	1	1
Perforation intestinale	»	1	1
Sudamina confluents	7	1	8
On ne signale pas les cas légers.			
Céphalalgie intense	6	2	8
Délire intense prolongé	10	7	17
Soubresauts des tendons	2	5	7
Pupilles contractées	1	1	2
Dureté de l'ouïe	2	»	2
Douleurs des orteils	3	1	4
Rétention d'urine	»	1	1
Sueurs profuses	»	1	1
Ictère	1	»	1
Dipthérite	2	1	3
Abcès à l'anus	1	1	2
Phlegmen diffus du bras	1	»	1
— à l'aisselle	1	»	1
Erysipèle des membres	2	»	2
Nombreux furoncles chez beaucoup de malades.			

Le pouls a été très-variable, et, dans quelques cas, mortel ; il est monté à 130, impossibilité parfois de le compter, de le trouver même. On le rencontre moins souvent dicrote que dans les maladies ordinaires. Le nombre des pulsations s'est élevé à 100 et 120 dans des cas heureusement terminés.

THERMOMÉTRIE. — C'est avec le plus grand soin que je fais prendre la température des malades matin et soir. J'attache la plus grande importance à cet usage qui rend le service facile, attire forcément l'attention du médecin sur les incidents passés pendant son absence.

Dans les tableaux que je recueillais, la date de la première observation de la chaleur indique le jour de l'entrée; mais elle peut correspondre à une époque plus ou moins avancée de la maladie. Les périodes d'invasion signalées oscillent entre deux et quinze jours, limites très-larges.

Pour les décès de l'épidémie, je donne la température à trois moments : 1° température initiale, ou plutôt température prise à l'arrivée du malade à l'hôpital ; 2° le degré maximum auquel la température s'est élevée pendant la maladie ; 3° la température finale, celle du dernier jour.

	TEMPÉRATURE INITIALE.	MAXIMUM.	FINALE.
Nos 1	39,2	41,2	40,5
2	39,5	41,2	41,2
3	40,4	40,6	36,4
4	40,7	41	41
5	40,6	41,4	40,6
6	40,6	41,2	39,4
7	40,9	40,9	40,5
8	39,8	41	38
9	39,6	40,5	40
Moyenne	40,07	41	39,7

Pour les quarante observations suivies de guérison, je me bornerai à donner les moyennes qui sont les suivantes : Température initiale, 40,045, — maximum, 40,26, — finale, 37°. — Le chiffre 37° étant le terme reconnu de la température normale ; c'est ce nombre qui fixe l'époque de la convalescence.

Dans quelques circonstances, la température baisse jusqu'à 36°. Ce sont des cas exceptionnels ; mais lorsque cette chute se fait, il est permis encore d'affirmer avec plus de certitude que la maladie a terminé toute son évolution sans retours possibles ; la convalescence pouvant être plus ou moins longue et délicate.

L'étude de la température dans les maladies a pris une importance extrême depuis quelques années, avec juste raison. L'emploi du thermomètre médical est une des plus heureuses innovations ; non pas que le thermomètre donne le diagnostic tout fait, mais parce que son emploi simplifie le travail intellectuel clinique. La formation des tracés thermiques, par sa seule inspection, éclaire la situation. Le médecin peut compter sur la fidélité de cet instrument, les renseignements qu'il donne sont plus certains que les relations orales des témoins et surveillants du malade.

S'il ne faut pas négliger la valeur des indications du thermomètre, il ne faut pas l'exagérer.

Tout le monde aujourd'hui convient qu'il est plus sûr de consulter le thermomètre que de tâter le pouls. Cette thèse n'a plus besoin d'être défendue.

Ces deux phénomènes, chaleur et vélocité du pouls, étant en définitive deux phénomènes dus à peu près aux mêmes causes, le meilleur instrument sera celui qui indiquera avec le plus de rigueur les modifications survenues dans les causes actives de la chaleur et du pouls.

Malgré l'extension donnée à la thermométrie, la question n'est pas épuisée ; il y a beaucoup d'inconnues encore à dégager. Certains points ont été négligés.

Ainsi on a écrit qu'il était toujours facile de reconnaître la fièvre typhoïde à cause de son tracé toujours invariable. Si le tracé de la fièvre typhoïde se distingue de tous les autres, c'est par son irrégularité. Jamais deux fièvres typhoïdes ne donnent des tracés comparables : irrégularité à son début, comme irrégularité dans sa marche. J'en ai recueilli des preuves curieuses. C'est que cette fièvre est une maladie complexe ; le thermomètre indiquant les incidents successifs qui se développent dans le cours d'une maladie typhoïde, subit les influences des lésions diverses qui se remplacent : la fièvre générale au début, ensuite les réactions déterminées par les maladies intercurrentes : les pneumonies, les altérations intestinales, etc., etc.

Donc le tracé d'une fièvre typhoïde grave est très-compliqué ; dans les cas tout à fait simples, la forme du tracé se rapproche tout à fait des tracés décrits par la pneumonie, l'érysipèle, toutes les maladies aiguës.

D'où il faut conclure que le thermomètre ne donne pas le diagnostic, mais l'indication d'une réaction fébrile ; il indique exactement ce que l'on espérait trouver par l'exploration du pouls, sa vélocité.

C'est ce fait général qu'il est surtout très-important de faire ressortir, qui rend circonspect à l'égard des conclusions à tirer de l'inspection des relevés thermiques.

La même hauteur de la colonne mercurielle peut être atteinte dans le cours des maladies les plus diverses. Tout dépend de la réaction du début et de la lésion organique. Ainsi une pneumonie, une fièvre typhoïde, un érysipèle, une fracture peuvent atteindre à une température de 40° et plus au début, que cette élévation persiste ou non suivant les cas. N'a-t-on pas cru que, dès que le thermomètre dépassait 41°, la maladie était mortelle ? Il n'en est absolument rien.

Pour le même malade, il importe que l'on se serve du même instrument pendant le cours de la maladie, et que les observations soient faites aux mêmes heures. Je ne crois pas qu'il soit nécessaire de le placer ailleurs que sous l'aisselle, car, ce que l'on veut surtout, c'est une température de comparaison.

Dans les nombreux relevés de chaleur humaine que je possède, je vois souvent la température dépasser 41°, et la maladie s'est heureusement terminée.

On a dit aussi que c'est moins la hauteur de la colonne que la persistance au même degré dont on doit s'inquiéter. Cette observation, en principe, est très-juste ; car le thermomètre restant à la même hauteur indique un travail morbide opiniâtre qui peut créer des désordres irréparables ; mais il n'en faut pas conclure que la fixité dans l'élévation indique un fait toujours vrai, une loi. Je dois à l'obligeance de mon confrère, M. Hatry, un tracé relevé sur un malade actuellement bien portant, dont la température, pendant plus de 15 jours, est restée entre 40 et 41°.

L'important, on l'a dit avec juste raison, est que les oscillations journalières entre les températures extrêmes soient assez larges. Quand cette circonstance se présente, on a des probabilités pour espérer une terminaison heureuse.

On tient beaucoup compte, pour diagnostiquer la fièvre typhoïde, de la marche lente de l'ascension thermale, et l'on oppose cette marche à l'ascension brusque qu'elle a dans d'autres maladies, la pneumonie, la fébricule, par exemple. Cette manière de voir expose à des mécomptes très-complets ; je possède un tracé d'un malade décédé dans mon service après quelques jours, qui contredit formellement cette assertion, et le doute n'est pas permis, l'autopsie ayant démontré la maladie. Ensuite il est très-rare, à l'hôpital, de pouvoir observer une fièvre typhoïde à son début réel, c'est-à-dire à cette période d'ascension lente. Je n'ai pu observer ces faits que dans des cas où les malades étaient entrés pour d'autres affections ou sans maladie précise.

Le plus souvent on reçoit la maladie en pleine évolution. Et dans l'épidémie actuelle, la température initiale a toujours été reconnue entre 39 et 40°, presque le maximum de la température atteinte pendant le cours de la maladie.

On a dit aussi que la défervescence se faisait très-rapidement dans les fébricules ; le lendemain ou le surlendemain, le diagnostic définitif peut être porté. Cette observation est assez juste ; mais cette défervescence peut appartenir à plusieurs maladies, fièvre intermittente, oreillons, pneumonie.

La défervescence très-rapide, brusque, de deux et même de trois degrés, indique, dans l'immense majorité des cas, un événement heureux. Cependant, très-exceptionnellement, elle peut être le prélude d'un dénouement fatal.

Il est à présumer que ces défervescences excessives feront commettre quelques erreurs. Quelques praticiens seront portés à les attribuer à un médicament administré, lorsqu'elles n'auront que des rapports de coïncidence avec la médication. Il peut se faire aussi que ces coïncidences curieuses, si elles se représentent souvent, aident à déterminer la valeur réelle d'un agent thérapeutique mal jugé ou regardé comme n'ayant pas d'action directe sur la chaleur.

Il est possible qu'un médicament possède une action véritablement efficace sur un symptôme, dès lors l'administration opportune de cet agent amènera une amélioration générale, par suite rémission, diminution de la fièvre, et par conséquent de la chaleur.

On voit où peut mener cette observation qui s'est présentée à mon esprit à la suite de deux faits remarqués dans mon service. Je ne parle pas de la digitale, malgré bien des observations douteuses, malgré des insuccès évidents ; les coïncidences de défervescence avec l'administration de la digitale me paraissent assez répétées pour qu'il soit permis de croire à la puissance de cet agent.

Deux fois j'avais administré le cachou à deux typhisés contre le phénomène diarrhée, deux fois la défervescence, le jour même où le cachou était pris, avait été de deux degrés ; une amélioration continue s'était faite, sans retour à des températures élevées. Evidemment, je ne pensais pas rencontrer dans le cachou un élément actif contre la chaleur, et je ne vois encore là que des coïncidences ; mais je relève l'observation qui peut être le point de départ d'études nouvelles. Que des faits plus nombreux renversent ou confirment cette idée, peu importe ; il serait toujours bon d'expérimenter cette manière de contrôler l'action des médicaments.

Les plus curieuses oscillations très-larges sont celles que déterminent les premiers efforts d'un convalescent quand il essaie de se promener dans la chambre. Il est vite fatigué, et se recouche après quelques tentatives. Le thermomètre appliqué monte à quelques degrés, et retombe, le lendemain, au chiffre du départ. Ce fait démontre, soit une dépense de chaleur excessive développée par le travail musculaire longtemps inactif, soit une combustion exagérée déterminée par la marche, dans tous les organes.

Le développement de la chaleur est aussi très-manifestement sous la dépendance de l'influence nerveuse, comme on peut s'en assurer lorsque le malade éprouve des émotions vives et inattendues. J'ai constaté, chez plusieurs fébricitants, une ascension de plusieurs degrés après la visite de parents, ou après une conversation avec des personnes que l'on n'espérait pas voir ; cela dans la période de convalescence. Ce phénomène ne m'a pas paru exister dans la période aiguë, le malade étant probablement inconscient.

Ces diverses remarques démontrent suffisamment que la marche de la chaleur a toutes les délicatesses de celle du pouls, que le thermomètre est un instrument très-sensible qui ne laisse rien échapper sans l'inscrire.

J'ai indiqué, plus haut, l'abaissement notable de la température, quand la convalescence s'établit bien. J'ai remarqué que cet abaissement était plus fréquent dans les cas de pneumonie qu'à la fin des fièvres typhoïdes, lors même que les constitutions sont moins épuisées, et le rétablissement plus rapide dans les pneumonies. On a pu voir, enfin, que la mort arrive à des températures très-variables ; cela dépend de la période de la maladie à laquelle elle survient, et de la lésion ou du fait pathologique actif au moment de la cessation de la vie.

Durée de la maladie. — La durée de la maladie, dans mon service, a été en moyenne, pour les cas mortels, de 11.65. Quand la guérison a eu lieu, la convalescence s'affirmait au 18e jour (18.6). Je fais dater la convalescence du jour où le thermomètre reste à 37°, et non de la sortie de l'hôpital, qui varie selon les circonstances. Ainsi un malade attend son congé de convalescence, etc., etc...

Anatomie pathologique. — J'ai relevé sur le registre des autopsies, non-seulement ce qui concernait les décès de mon service, mais encore d'autres observations ; total 40.

Voici ce que ce travail a offert de particulier :

D'une manière générale, d'après ce que j'ai vu moi-même, dans la majorité des cas, les altérations spéciales propres à la fièvre typhoïde portaient plus sur les follicules isolés que sur les glandes de Peyer.

Cependant des altérations à divers degrés de ces deux éléments, très-complètes, se sont montrées dans l'intestin grêle à de grandes hauteurs, sans discontinuité, pour ainsi dire. Mais je le répète, la proportion des ulcérations était plus grande pour les follicules isolés.

Je noterai particulièrement l'autopsie d'un malade décédé dans mon service ; son histoire est curieuse à plus d'un titre. En voici les principaux incidents :

X., militaire, couché à la salle 13, nº 9, entré à l'hôpital le 15 avril, ne présente rien à l'observation ; il ne se plaint que de douleurs légères dans les articulations, variant d'un jour à l'autre. Rhumatisme simple sans fièvre. Comme ce militaire était assez amaigri pour ne pouvoir faire un bon service, je profite de la latitude que nous avions d'augmenter nos proportions de congés de convalescence. Il obtient un congé d'un mois. Le jour de son départ, ce militaire qui, jusqu'alors, avait offert les apparences d'une santé assez bonne, qui mangeait bien, dormait bien, se promenait toute la journée, ne parlant même plus de ses douleurs premières; ce militaire, dis-je, se dit fatigué, se couche, demande à ajourner son départ. Deux jours après, il était mort, ayant offert, pendant ces courts instants, les symptômes les plus graves d'une fièvre typhoïde.

A l'autopsie, on trouve les intestins pâles, décolorés; une éruption extrêmement considérable de follicules apparaît comme des perles au milieu de la muqueuse; quelques rares plaques hypertrophiées, deux seulement ulcérées. En réalité, il y a une attestation pathologique très-considérable d'une maladie avancée.

Le cœur est rempli de sang poisseux. Un peu de liquide dans le péricarde. Stase pulmonaire. Les ganglions mésentériques sont hypertrophiés, quelques-uns purulents, d'autres offrent l'aspect caséeux.

Voilà donc un sujet qui était depuis longtemps sous l'influence de la maladie, sans avoir offert de symptômes apparents, excepté les deux derniers jours de son existence, où ils éclatèrent avec violence.

Cette mort rapide n'est pas si exceptionnelle que l'on pourrait le croire. M. le docteur Rambaud, professeur de clinique à l'Ecole de Lyon, citait à la Société médicale un exemple analogue. Un ouvrier faisait son travail et tenait sa voiture quelques heures avant d'entrer à l'hôpital; il meurt le lendemain. On constate, à l'autopsie, des désordres annonçant une période très-avancée de la maladie.

Ces faits montrent les difficultés du diagnostic, du pronostic, et surtout qu'il n'est pas du tout facile de trouver un rapport exact entre les symptômes apparents de la maladie et le développement de la lésion intestinale. Depuis longtemps je cherche des points de repère pour établir des rapports, je n'ai pas encore pu les trouver. La tympanite seule indique des désordres réels et la probabilité d'une ulcération ou d'une perforation qu'affirme une péritonite consécutive. A part ces faits, rien de défini.

Il est plus facile de juger la marche des accidents pectoraux en raison des signes stéhoscopiques.

Voici la proportion des diverses altérations reconnues à l'amphithéâtre pour 40 autopsies :

Cerveau. — Congestion avec piqueté rouge, et sérosité plus ou moins abondante à la base, 12 fois. Hemorrhagie cérébrale, 1 fois.

Cœur. — Mou, friable, 18 fois. Caillots fébrineux, sang fluide dans les vaisseaux, 16 fois. On n'a pas étudié la fibre au microscope.

Péricarde. — Liquide en quantité peu considérable, 5 fois.

Poumons. — Apparence de pneumonie caséeuse, 1 fois. Pneumonie hypostatique très-étendue, 18 fois. Pneumonie vraie, 3 fois. Adhérences pleurales, 3 fois.

Rate. — Hypertrophiée, 16 fois. Ramollie, quelques fois réduite en bouillie, 12 fois. Ces trois états se compliquent.

Foie.— Hypertrophié, 4 fois. Gras, 3 fois. Vésicule biliaire remplie, 3 fois.

Reins. — Hypertrophiés, 4 fois. Ramollis, 1 fois. Traces de néphrite, 1 fois.

Ganglions mésentériques. Hypertrophiés, 17 fois. Suppurés, 2 fois. Caséeux, 2 fois.

Perforation intestinale, 1 fois.

Adhérences péritonales, 1 fois.

Pseudo-membranes du larynx, 1 fois.

Gangrène des membres abdominaux, 1 fois. Cette gangrène s'est dessinée au moment où la convalescence paraissait se faire; elle fut occasionnée probablement par des embolies. Voici le fait :

Le militaire couché au n° 25, salle 13, avait eu une fièvre typhoïde très accidentée; il avait traversé des périodes fort graves, et, malgré des accidents pectoraux et abdominaux successifs, la convalescence semblait s'établir, la température descendait régulièrement, lorsque le malade se plaint de douleurs très-vives aux orteils, puis de refroidissement des membres inférieurs. On constate que réellement ces membres sont froids, que les mouvements sont moins faciles; mais il fut difficile de s'assurer de la sensibilité, car lorsque les accidents du côté des membres s'accusent, les phénomènes généraux redeviennent graves, le délire recommence, le malade ne peut répondre aux demandes qu'il ne paraît pas comprendre. Puis des taches livides se dessinent sur les deux membres, à la partie interne de la jambe droite, à la partie externe de la jambe gauche. On ne peut en aucun point, même au triangle de Scarpa, percevoir les battements artériels. L'autopsie n'est pas faite, le père est venu assister aux derniers moments de son fils, et conduit ses restes mortels dans son pays. Mais je fais quelques explorations sur les points principaux des artères, et ne trouve rien d'anormal, ni dans les veines collatérales, pas plus que dans les muscles mis à nu. L'obstacle à la circulation, a dû être dans les extrémités fines des vaisseaux à la périphérie, ou plutôt dans l'aorte descendante, puisque les deux membres sont atteints ; mais pourquoi cette diversité dans les plaques échymotiques ?

C'est la première fois que je rencontrais un fait aussi accentué de gangrène consécutive à la fièvre typhoïde. Du reste, pendant cette épidémie, j'ai eu trois surprises : celle dont je parle, la deuxième est due à la présence des fausses membranes dont j'ai rendu compte, et la troisième, cette mort si rapide dont j'ai fait l'histoire. Ces trois raretés pathologiques ont contribué à augmenter considérablement le chiffre de la mortalité dans mon service. Comme on a pu le voir par les chiffres donnés plus haut, la mortalité a été limitée, la proportion n'a pas été défavorable, puisque j'ai une moyenne de 9,6, moins de 10 pour 100. Mais si les décès n'ont pas été nombreux, les convalescences ont été en général difficiles. Les sujets profondément atteints avaient absolument besoin d'un congé. Et dans certains cas, on eut de sérieuses préoccupations à propos des évolutions qui peuvent succéder à la convalescence d'une maladie qui trouble si profondément l'organisme. Peut-être des phthisies pulmonaires se développèrent qui n'auraient pas pris naissance sans ces circonstances.

Du traitement.— J'ai naturellement suivi dans l'application de la médication, la ligne de conduite que je recommande dans mes déductions théoriques (1). Et, parmi ces principes, je fais souvenir qu'il ne faut jamais oublier les bons effets que l'on peut attendre du repos et du temps. Il faut un certain nombre de jours au développement régulier d'une évolution morbide, et cette évolution ne peut être ni jugulée, ni entravée. Les médications ne peuvent réduire les termes de ces réactions biologiques. Il faut donc se restreindre dans les moyens de traitement, n'user que de médications physiologiques bien justifiées, et oublier tout ce qui prétend à la spécificité.

Les traitements uniques, spécifiques, de la fièvre typhoïde, reposent tous sur des hypothèses fallacieuses, qui ont séduit un moment et ont été déclarées bonnes par entraînement ; je n'accepte pas la théorie du ferment de Brand. L'acide phénique, les purgatifs salins, etc., qui ont été préconisés contre le prétendu poison, n'ont aucune valeur. Pour démontrer en quelques mots l'inanité de ces idées préconçues, je donnerai l'exemple d'un vrai préservatif, la vaccine, qui prémunit contre la variole. Eh bien, la vaccine, qui prévient la variole ne la guérit pas, ne l'empêche pas de se développer. Un spécifique chimique actif, sous prétexte d'arrêter la prolifération des germes

(1) *Du traitement des maladies aiguës*. Lyon, 1874.

morbides, ne pourrait que tuer le malade. Ce ne serait plus un remède.

La fièvre typhoïde étant une maladie complexe, ayant des développements successifs spéciaux, ne peut être traitée d'une manière rationnelle par une méthode invariable, ou un agent thérapeutique unique.

Il faut varier ses tentatives en raison des indications tirées et de la constitution du malade et des symptômes qui se déroulent.

Le traitement du début, qui est l'expression de la réaction générale, ne peut être le même que celui réclamé par des signes pectoraux ou abdominaux prononcés,

C'est donc dire que que je n'ai rien de fixe, d'absolu, de déterminé d'avance dans ma médication. Et puisqu'il a été parlé beaucoup à Lyon de la méthode de Brand, je dirai pourquoi je n'ai pas suivi cette méthode si préconisée.

A l'hôpital militaire, nous n'étions pas organisés pour employer dans sa rigueur ce procédé qui demande une installation spéciale assez coûteuse, quand il s'agit d'un grand établissement, et dont les avantages ne sont pas encore démontrés avec assez d'évidence, pour que la dépense fût imposée à un établissement de l'Etat...

Bien certainement, au début de l'épidémie, j'aurais personnellement désiré pouvoir dans certains cas bien déterminés, et non toujours, employer les bains froids. Mais ce n'était plus déjà appliquer la méthode elle-même, j'aurais voulu moi-même choisir mes malades et mes heures, car je ne puis accepter cette méthode dans ce qu'elle a d'absolu.

Quand, l'épidémie terminée, j'ai compté mes morts, révisé les résultats définitifs, mes regrets se sont dissipés. Il était difficile d'obtenir de meilleurs résultats, puisque sur 92 malades, j'ai 9 décès, dont trois cas exceptionnels. Il est vrai que Brand prétend mieux faire !

Je ne sais ce que produira l'enquête faite par les Sociétés médicales sur la valeur thérapeutique du bain froid; mais les résultats annoncés à la Société de médecine de Lyon par un des médecins de l'Hôtel-Dieu, dont il n'est pas possible de contester la valeur, ne sont pas si avantageux que ceux que nous avons obtenus à l'hôpital militaire. Les observations publiées par M. Mayet, confirment les faits annoncés par M. Chavanne. M. Bondet relève 105 cas, dont 17 décès.

Voici ma manière de procéder :

Quand on a devant soi une fièvre légère, une fébricule, ou même une fièvre plus accentuée, dont les symptômes marchent avec régularité; quand la température reste dans des degrés peu élevés, vers 38, 39, ne rien faire, de l'hygiène seulement, donner des boissons agréables au malade, et des lotions froides de propreté sur les membres, surtout le repos.

Quand les symptômes s'accentuent en suivant une marche normale, quand la température s'élève à 40 ou au de-là, comme c'est le symptôme le plus accusé, celui qui a le plus d'importance, je prescris, mais pas toujours, de la teinture de digitale à 0,5 ou à un gramme selon le cas; généralement il n'est pas nécessaire d'insister plus de trois jours sur cette médication, car il est rare que la température ne décroisse pas alors, mais elle peut se maintenir élevée en raison des complications survenues. Celles-ci exigent des agents médicamenteux différents.

Pour suivre avec méthode la manière de traiter les symptômes succesifs, je les indiquerai les uns après les autres.

Symptômes digestifs. — Quand la langue, par suite de la fièvre, devient sèche, qu'elle se fendille, comme les parois des gencives, qui se couvrent de fuliginosités, pour empêcher la production de cette sécheresse, de ces enduits et de ces épanchements sanguins, je recommande d'avoir le plus grand soin de laver de moments à autres la bouche des malades, d'enlever les mucosités à mesure qu'elles se produisent dans la gorge, et si, pendant la nuit, on ne pratique pas cette opération aussi souvent, je prescris d'enlever rudement tout ce qui est concreté, séché, tout ce qui fait obstacle à la respiration, qui gêne les orifices des conduits aériens, même des canaux salivaires.

Quand la bouche est bien propre, bien lavée à l'eau froide, que l'on excite les secrétions des glandes, les fuliginosités ne se forment pas, et le délire même est prévenu. Car le délire se produit si facilement chez un fébricitant, je dirais même chez un dormeur, bien portant, que cette simple cause des sécrétions se séchant dans la gorge peut le faire naître.

Lorsque l'on indique les fuliginosités comme un signe de fièvre typhoïde, on avance un fait vrai, que l'on peut, dans la grande majorité des cas, empêcher de naître. Mais il faut un personnel bien dressé et très-attentif pour obtenir ce résultat.

Dans les débuts de la maladie, contre les signes gastriques proprement dits, il m'arrive encore, mais très-rarement, de donner un vomitif, il faut que le malade ait des besoins bien évidents de vomir. Ce moyen donné à propos peut ne pas avoir d'inconvénients, mais il est rarement utile. Je ne suis pas trop admirateur des assertions d'un ancien auteur qui disait : « Je me suis repenti quelquefois de ne pas avoir donné un émétique, jamais d'en avoir donné. »

Autrefois je suivais avec assez de facilité la méthode de Laroque, je n'hésitais pas à donner des purgatifs salins répétés.

Dans cette épidémie, j'ai été très-sobre de ce moyen, que je n'emploie plus avec tant d'empressement. Evidemment, il n'y a pas grand danger, dans certains cas, à prescrire quelques grammes de magnésie, dont l'effet supposé est de nettoyer l'intestin des matières peccantes, pour employer ce mot antique. Mais sans trop contester ce fait, je me préoccupe d'un autre ordre de phénomènes. Sachant que l'on n'est jamais fixé sur l'état des lésions intestinales, à une période quelconque de la maladie, je ne m'expose pas volontiers à développer des mouvements intestinaux qui auront pour effet de hâter une perforation qui ne se serait pas produite.

De plus, après un purgatif salin, il se développe parfois des gaz, qui n'ont rien d'heureux dans leurs effets, puisqu'ils favorisent les perforations. Aussi quand je crois à l'opportunité d'administrer un purgatif, que je ne crains pas trop de danger du côté de l'abdomen, je prescris de l'huile de ricin.

Lorsque la diarrhée se prononce et paraît être un symptôme dominant, je la traite comme une diarrhée simple. Alors, au début, je donne quelquefois quinze grammes de magnésie, puis du cachou et du vin sucré, quelquefois je joins à ces agents un composé d'opium, la morphine.

Si la dyssenterie existe, je prescris des pilules de Segond, pour activer les fonctions du foie, puis les astringents et l'opium, lavements à petite dose.

Contre la tympanite, qui indique toujours un état grave de l'intestin, outre les moyens internes dirigés contre les causes probables, soit cachou, ou opium, j'ai prescrit quelquefois le drap mouillé, à la méthode de Scoutetten. C'est-à-dire que j'enveloppe l'abdomen du malade dans un drap humide qui lui sert de ceinture et de fomentations. L'application de ce drap, qui se sèche aux dépens de la chaleur du malade, aurait pour but, si la théorie était vraie, de diminuer la chaleur générale et de mettre l'abdomen dans un bain de vapeur, qui détendrait les tissus, empêcherait le développement des gaz, par conséquent éloignerait les dangers de la perforation intestinale.

Je n'ai, dans cette épidémie, appliqué le drap mouillé que dans les cas de tympanite prononcé; j'ai vu ce moyen échouer dans les deux cas les plus graves ; j'ai dû interrompre son application dans deux autres cas, par suite de l'abaissement subit de la température solaire, qui a exagéré les symptômes pectoraux chez nos malades.

En somme, je n'ai pas appliqué assez souvent ce procédé pour en tirer des conclusions utiles.

Dans les cas moyens, quand il y a un peu de tympanite et léger gargouillement, je prescris très-volontiers des fomentations sur l'abdomen, et, selon les cas, froides ou tièdes. J'ai cru remarquer que la température initiale de ces topiques n'avait qu'une importance secondaire, le fait capital était le bain local développé par la vaporisation que renferme le linge.

Dans quelques circonstances aussi, j'ai essayé de prescrire des lavements froids, comme le recommande M. Foltz, professeur à l'Ecole de médecine de Lyon. Mais ces lavements n'étaient pas conservés ; dès lors, ils ne remplissaient pas le but désiré : diminuer la chaleur.

Phénomènes pectoraux. — Quand la bronchite, compagne obligée de la fièvre typhoïde, se maintient dans de simples bornes, il n'y a pas à s'en occuper, sa marche étant liée à l'évolution générale. Mais si par elle-même elle devient un danger, si c'est une bronchite de complication, je la traite comme si elle était seule, par les boissons chaudes, l'extrait d'ipéca, et la morphine, et l'alcool selon la gravité.

Il en est de même d'une pneumonie qui survient pendant le cours de la fièvre typhoïde. Il faut ici tenir grand compte de l'état du sujet, et se rappeler que l'adynamie est la résultante obligée de la fièvre typhoïde ; lors même que le thermomètre monterait assez haut, je prescris des alcooliques, vin, quinquina, boissons excitantes; il faut se préoccuper beaucoup plus des phénomènes de stase, d'engouement, que des mouvements fébriles qui ne sont pas dangereux.

Dans tous les cas, où j'ai énergiquement employé ces moyens, le résultat a été heureux. Chez un malade, l'état intestinal me paraissait si grave, que je n'ai pas osé agir si activement contre la pneumonie, le malade a succombé.

Dans ces cas de pneumonie compliquant la fièvre typhoïde, il n'y a pas à employer la digitale; il n'y a pas à combattre un développement de chaleur nécessaire.

Contre les stases pulmonaires, il n'y a rien de particulier à faire, c'est le traitement général qui guérira le mal local secondaire, et, dans ces cas, il n'y a de succès à espérer que dans l'emploi d'une médication reconstituante, vins, nourriture.

Phénomènes cérébraux. — Dans le cours de l'épidémie, les signes cérébraux ont toujours été ceux des fièvres typhoïdes ordinaires, sauf un cas. J'en ai parlé déjà, il y a eu délire persistant, coma, paralysie de la vessie.

C'est contre ces signes fournis par l'exagération des congestions cérébrales, que je trouverais la meilleure indication de l'emploi des bains froids. Je dis en dehors de la première période de la maladie, car les deux indications varient. Brand prescrit le bain froid contre le symptôme chaleur, comme je prescris la digitale; je n'ai pas à contredire cette manière de faire. Mais je ne prescrirai pas le bain quand même et toujours pendant le cours de la maladie, sous le prétexte que le thermomètre n'est pas descendu à 37°. J'ai démontré que la hauteur thermométrique dépendait des complications, et contre ces complications, je n'emploierais pas le bain froid.

Je crois le bain froid très-bon, très-indiqué contre ces accidents nerveux de la fièvre typhoïde, sans qu'il soit nécessaire de les répéter à des heures rapprochées.

Ce ne serait plus à la méthode Brand que l'on emprunte ces bains, mais à l'ancienne hydrothérapie, aux opinions déjà vieilles de Pomme, par exemple. Le bain froid étant un des plus grands modérateurs de l'innervation, etc.....

Contre le délire, je recommande surtout la plus grande surveillance. Il faut autant que possible se mettre en rapport avec les idées du malade, lui causer. Il ne comprend pas d'abord, mais souvent il finit par entendre un bruit, une parole qui attire son attention, cela suffit pour changer quelquefois la direction du délire. Il ne faut pas oublier que si pour nous le malade déraisonne, la filiation de ses conceptions suit une marche rigoureuse, logique ; il ne faut pas les heurter. La contradiction ne calme jamais un malade. Donc surveillance contre les dangers physiques que peut produire le délire, douceur, modération, jamais de procédés violents.

A ces agissements moraux, on peut ajouter quelquefois les préparations d'opïum ou de chloral, qui peut réussir, mais, dans certaines formes, je répugne à son emploi, en raison de sa décomposition chimique quand il est absorbé. Les injections hypodermiques réussissent dans les contractures.

Mais les soins les plus puissants, les plus efficaces, sont les soins hygiéniques. Il faut donc s'efforcer de placer convenablement le malade, de manière qu'une lumière trop vive ne vienne pas fatiguer ses yeux ; éviter surtout l'encombrement. Conserver autant que possible deux lits pour les grands malades, s'assurer que la ventilation se fait bien, ouvrir largement les fenêtres. Si contre le typhus le meilleur remède est l'air, il doit en être de même pour la fièvre typhoïde ; il faut prodiguer l'oxygène aux maladies qui naissent de l'encombrement. Se bien assurer de la vigilance des infirmiers ; qu'ils ne laissent rien d'infectieux autour du lit, ni dans la salle ; qu'ils prennent un soin continuel de la bouche du patient. Ces soins perpétuels, difficiles, minutieux, sont obtenus avec peine, mais ils sont la meilleure des médications. La proportion de la guérison pourrait, dans bien des cas, être en rapport avec le dévouement du personnel attaché aux services des malades. Un bon infirmier est précieux dans toutes les circonstances, mais surtout dans les maladies qui nous occupent.

En résumé, contre la fièvre typhoïde, surveiller l'évolution, s'occuper des complications, faire discrètement de la médecine des symptômes et surtout de l'hygiène.

DEUXIÈME PARTIE

Comparaison de l'épidémie de Lyon aux fièvres endémiques typhoïdes à Lyon (garnison) et à d'autres épidémies.

La première idée qui survient après avoir suivi l'évolution d'une épidémie, est de comparer ses effets à ce qui s'est passé pour la même maladie en temps ordinaires ; puis de faire ce rapprochement entre les épidémies du même genre. Cette manière d'agir ne peut que produire d'heureux résultats, en mettant en relief certaines coïncidences ou contrastes prévus ou inattendus.

J'étais d'autant plus disposé à faire ce parallèle entre les faits observés dans mon service pendant les mois d'avril et mai, à ceux des époques antérieures, que les résultats de la période épidémique étaient bien plus satisfaisants que ceux obtenus précédemment.

Pendant l'année 1873, j'avais traité 79 fièvres typhoïdes, et compté 15 décès. Proportion médiocrement satisfaisante.

Mais j'avais pu constater cette circonstance singulière, que j'avais eu 40 guérisons successives, et que les décès portant sur 39 cas, se rencontrèrent pendant les mois d'août, septembre, octobre.

Je prends quarante observations recueillies en 1873, soit 10 décès et 30 guérisons, pour les comparer aux chiffres que j'ai relevés pendant la période épidémique.

La température moyenne pour les dix décès a été :

Température initiale, 39,02. Maximum, 40,26. Finale, 39,08. Pendant l'épidémie, la température moyenne ayant été : Initiale 40,07. Maximum, 41. Finale, 37,07.

On peut remarquer que la température initiale de l'épidémie a été supérieure de 1,05, la température maximum supérieure de 0,74. — Mais la mort pendant la période épidémique est survenue à une température moyenne, moins élevée qu'en temps ordinaires.

Différence en moins de 1,38, fait assez curieux.

La durée moyenne de la maladie, en 1873, a été de 13 jours pour les cas mortels, durée un peu plus longue que pour la période épidémique, où elle est de 11,65.

Pour les guérisons, en 1873, la convalescence se dessine après 20 jours 2, c'est-à-dire que la durée de la maladie a été un peu plus longue que pendant l'épidémie (18 jours 6.)

Cette différence s'explique naturellement surtout pour les terminaisons heureuses. Pendant la période épidémique, il y a eu une plus grande proportion d'états légers, bien que réels. Cette proportion doit exister dans toutes les épidémies.

Si l'on compare les élévations de température pour les maladies guéries, les rapports signalés plus haut se retrouvent. Température initiale, 39,4; maximum, 39,9; toutes deux inférieures à celles de l'épidémie.

Cette indication suffirait à certains théoriciens, pour affirmer ce que je viens de dire, que la proportion des *fébricules* ou cas légers, a été très-considérable pendant l'épidémie, puisque cette forme a une température plus élevée que la fièvre typhoïde vraie. Ce qui est plus que contestable.

On peut trouver aussi quelques différences dans les phénomènes morbides, les incidents pathologiques de quarante maladies relevées ont été moins variés en 1873. Les taches rosées, rares, disséminées, auraient été négligées pendant la période épidémique.

	DÉCÈS.	GUÉRISON.	TOTAL.
Taches rosées	0	3	3
Urticaire	3	1	1
Bronchite généralisée	0	3	3
Pneumonie hypostatique	3	0	3
Néphrite	1	0	1
Péritonite par suite de perforation intestinale	2	0	2
Erysipèle de la face	0	1	1
Dyssenterie	1	0	1
Eschare	1	2	3
Fuliginosités	1	0	1
Pupilles contractées	1	0	1
Pouls 130, insaisissable	2	0	2
Sudamina confluents	0	2	2
Sueurs	0	1	1
Furoncles multiples	0	1	1
Abcès	1	2	3

La forme avait été presque absolument abdominale, peu de pneumonies réelles.

Les altérations pathognomoniques très-accentuées, les follicules hypertrophiés et ulcérés, les glandes de Peyer surtout extrêmement développées et toujours ulcérées. Le contraire presque dans toute la période épidémique. La perforation intestinale ayant été deux fois la cause déterminante de deux péritonites mortelles.

Dans un cas, la dyssenterie avait entraîné la mort après un séjour prolongé à l'hôpital.

Les différences les plus sensibles existent surtout au début de la maladie, chaleur moins grande, expression de la physionomie moins accentuée, en général pas d'éruption sur la peau.

La convalescence avait aussi été assez distincte. En 1873, elle se faisait assez facilement, les constitutions étaient moins ébranlées. La réparation se prononçait plus rapidement et mieux.

Cette différence entre les convalescences des terminaisons heureuses, est très-remarquable. Elle montre nettement l'impression plus profonde faite sur l'organisme pendant l'épidémie.

PARALLÈLE AVEC D'AUTRES ÉPIDÉMIES

En parcourant les comptes-rendus des épidémies de fièvre typhoïde développée surtout dans l'armée, on n'en rencontre qu'une à ma connaissance ayant présenté un chiffre de malades aussi considérable que celui que nous avons eu à Lyon. L'épidémie de Paris 1853 (Bégin Lévy) seule peut lui être opposée. Si l'on tient compte de l'effectif de la garnison, il y a à peu près parité ; la mortalité à Paris est bien supérieure puisqu'elle arrive à 18 °/₀, 95 décès pour 530 malades.

Cette épidémie naît en janvier, ses causes sont multiples, aucune ne se dégage par son activité particulière.

Parmi les complications, on trouve la grippe, la pneumonie et certaines tendances à la méningite cérébro-spinale.

Ici l'épidémie naît au printemps, et la chaleur exceptionnelle peut être regardée comme cause efficiente, parce qu'elle facilite la production et le développement des miasmes.

Nous n'avons pas eu de grippe, mais des angines, des exanthèmes de toute sorte et des pneumonies intercurrentes.

Au début de l'épidémie, j'avais observé des douleurs céphaliques intenses, et surtout des douleurs à la nuque. Malgré ces faits très-évidents, je n'ai jamais eu de préoccupation à l'endroit de l'apparition de la méningite cérébro-spinale.

Les mêmes douleurs céphaliques et rachialgiques s'étaient présentées en ville, notamment chez les élèves du Collége. M. le Dr Gromier, médecin de cet établissement, avait été frappé de ce phénomène irrégulier qui lui rappelait la méningite.

M. Frison, dans un rapport sur une épidémie de fièvre typhoïde à Tenès, dont l'apparition est indiquée en juillet (39 malades, 9 décès), signale la présence de la tache lenticulaire dans tous les cas.

La diarrhée, les épitaxis sont fréquentes, la forme cérébrale domine. Pas d'hémorrhagies intestinales, pas d'eschares. Les causes sont attribuées à un séjour prolongé sous la tente.

Je signale cette épidémie, en raison de l'époque où elle apparaît, de la fréquence des taches rosées, de la forme cérébrale.

Notre épidémie se rapproche de celle-là par son apparition printanière, la fréquence des taches, mais s'en éloigne par la forme de la maladie ; les lésions abdominales ayant été considérables en fait, les eschares nombreuses, la disposition aux suppurations manifeste.

Dans un travail complet sur une épidémie de fièvre typhoïde à Metz, la dernière par le fait des événements, M. Paul Molard entre dans des détails très-intéressants.

La maladie apparaît en avril, mai, comme la nôtre ; le nombre total des malades, 120, donne 31 décès. Un régiment surtout est frappé. La cause est attribuée à l'encombrement occasionné pour certaines troupes par les travaux des fortifications.

Les incidents principaux se rapprochent complètement de ce que nous avons vu ici. Au début, diarrhée ou constipation, exanthèmes variés, rougeole et scarlatine. Taches rosées. La forme abdominale domine, puisque le nombre des hémorrhagies intestinales est relativement considérable : quatre fois. Péritonite une fois. La dipthérite était au nombre des complications.

Voilà des coïncidences considérables, mêmes époques et mêmes complications. Les taches signalées souvent ne se présentent pas toujours : voilà une légère différence.

La cause à Metz est l'encombrement, ici c'est une cause permanente qui se perpétue à la Part-Dieu, aggravée par les circonstances.

Je bornerai mes comparaisons à ces trois épidémies, choisies entre toutes, comme me paraissant résumer tous les cas, et qui suffiront aux besoins de mes déductions.

J'attirerai d'abord l'attention des observateurs sur le point suivant :

Je dirais volontiers que l'on peut affirmer *à priori* que toutes les taches que l'on peut observer sur la peau, taches rosées, comme les autres, sont plutôt en rapport avec la saison de l'année qu'avec la forme de la maladie (je ne parle pas des produits de la malpropreté).

En hiver, en automne, les taches sont moins fréquentes qu'au printemps ; ainsi on signale des taches à Tenès en juillet, on n'en rencontre pas à Paris pendant l'hiver. Elles se présentent à Metz en avril, mai, assez rares toutefois ; à Lyon, on les constate dans tous les cas, mais la température était alors exceptionnellement élevée ; j'en avais vu en août 1873, mais rarement.

Si quelques confrères voulaient élucider cette question, en parcourant les relations d'épidémie, je suis presque certain qu'ils arriveraient à la conclusion que je viens de formuler ; cette interprétation me paraissant imposée par les faits.

Cette manière de conclure diminue, dans un certain sens, l'importance de cette tache regardée comme symptôme.

Je reviendrai encore sur ce sujet, quand je parlerai de l'exanthème du typhus.

TROISIÈME PARTIE

Comparaison de la fièvre typhoïde au typhus.

En voyant se dérouler sous mes yeux la fièvre typhoïde à Lyon, je me rappelais, malgré moi, ce que j'avais vu se produire à Sétif en 1868.

Quand on vint à parler du typhus à Sétif, j'avais dans mes salles des fièvres typhoïdes, et j'avais signalé d'une manière particulière la fréquence et le nombre des taches rosées que l'on trouvait sur ces malades. Le diagnostic cependant avait toujours été confirmé par l'autopsie quand la terminaison avait été malheureuse.

C'est au printemps que se montre le typhus, époque où fleurissent tous les exanthèmes; là-bas comme ici, je faisais ressortir cette coïncidence, et je disais que l'on ne devait pas oublier la part de la saison dans l'apparition des phénomènes cutanés.

A Lyon, nous n'avons pas eu à l'hôpital militaire de la Charité la moindre appréhension à l'endroit du typhus, mais cette idée du typhus s'est produite.

Le souvenir de ce que j'avais vu et de ce qui se passait sous mes yeux m'a fait reprendre cette question si controversée de l'identité ou de la non identité de la fièvre typhoïde et du typhus des armées.

En parcourant la liste très-longue des médecins distingués qui ont soutenu, les uns l'identité, les autres la non identité du typhus et de la fièvre typhoïde, je me suis demandé s'il n'y avait pas une cause forcée d'erreur, un manque de comparaisons suffisantes, une différence d'appréciations déterminée par des éléments fortuits.

Partant de cette idée, je me suis remis à relire les auteurs, parcourir les relations des épidémies.

Je ne veux pas donner le détail de ces recherches bibliographiques ; je dois dire cependant que, par un sentiment de déférence et de justice méritées, je me suis décidé à mettre en relief le nom d'anciens militaires qui ont traité ces questions. Cette exception me sera facilement pardonnée et s'explique tout naturellement.

En parcourant les nombreux travaux, thèses, brochures, volumes, écrits sur les sujets suivants : fièvre typhoïde, typhus, méningite cérébro-spinale, les noms que l'on rencontre appartiennent le plus souvent ou ont appartenu à l'armée. Cette remarque est facile à vérifier, à propos du typhus. La méningite cérébro-spinale appartient presque toute entière à la littérature médicale militaire ; il était naturel que l'un des médecins de l'armée traçât dans le dictionnaire de médecine les récits de ses devanciers et de ses contemporains. Cette spécialité de travaux s'explique, puisque la méningite cérébro-spinale se montre presque exclusivement dans les casernes, et que le typhus s'est appelé longtemps la maladie des armées.

M. Barallier (médecin de marine), dans son *Traité du Typhus*, divise en trois périodes distinctes l'histoire de cette affection. Cette manière de voir est juste dans ses traits généraux ; mais il est en réalité très-difficile d'avoir une opinion nette des idées anciennes sur ce sujet. La question du typhus ne s'est posée réellement que pendant les guerres du premier empire.

Avant cette époque, et même pendant les premières années du siècle, les discussions étaient surtout alimentées par les distinctions que l'on voulait établir entre les fièvres essentielles, putrides, adynamiques, etc., et les maladies inflammatoires. On disputait sans trop se rendre compte de ce que devenait le typhus ; dans ces divisions, il était indifféremment rangé parmi les fièvres putrides, adynamiques ou nerveuses. Le débat exista successivement entre Pinel et ses devanciers, puis entre Pinel, ses élèves et Broussais.

Si l'on parcourt les thèses publiées de 1801 à 1820, lorsque le mot de typhus est prononcé, et que l'on s'efforce de décrire cette affection comme espèce particulière, on peut être à peu près certain que le signataire de la thèse est un médecin militaire.

Il ne faut pas dissimuler que le livre de *Hildenbrand*, traduction Gasc, n'ait beaucoup servi à former les opinions à ce sujet, à inspirer les travaux. Il a été souvent commenté et répété, seulement il est une impression très-remarquable qui ressort de la lecture de ces thèses : c'est que pendant la durée des guerres, les écrivains et les observateurs, étant sous la pression des événements, sont tous très partisans de la non-identité. Une très-faible minorité n'admet pas cette opinion.

Lorsque les guerres sont terminées, les écrivains, bien tranquilles au coin du feu, passent en revue les mémoires produits pour étudier ces deux affections. On s'aperçoit alors que les opinions sont modifiées ; le nombre des identistes augmente, et celui des non-identistes diminue. Cette remarque est très-facilement explicable.

Les témoins d'un typhus sont frappés des dissemblances ; celles-ci existent surtout dans les apparences, l'extérieur des phénomènes. Il est réellement impossible de décrire ces formes réelles mais vagues, et les relations des épidémies ne relatent que des faits sans couleur. Dès que l'on compare les relations des fièvres typhoïdes et du typhus, on trouve les mêmes mots, les mêmes expressions ; les nuances sont effacées.

De sorte que les compilateurs, en additionnant, en compulsant, trouvent les descriptions identiques dans leur ensemble ; identiques dans l'exposé général des symptômes, et même dans l'exposé des causes et des méthodes thérapeutiques ; les preuves, même les preuves tirées de l'anatomie pathologique, ne font défaut à aucun parti. Il est donc naturel de trouver des partisans très-convaincus de la non-identité ou de l'identité.

Si quelques-unes de ces thèses sont insignifiantes et ne fournissent aucun renseignement utile, d'autres sont remarquables à tous les points de vue, et parmi on en rencontre qui sont pleines de vie, de sentiment, de passion. On comprend, en les lisant, que les auteurs écrivent ce qu'ils ont vu, racontent ce qu'ils ont souffert. Parmi les plus complètes, on peut citer celle de Reveillé-Parise disant le siége de Sarragosse.

Abandonnant complètement le passé lointain, je me bornerai à diviser l'étude du typhus en deux époques : la première de 1808 à 1820 ; la seconde de 1854 à 1860, c'est-à-dire aux années qui correspondent aux guerres des deux empires, avec recrudescence pour 1868, 1870.

J'ai dit que lorsque l'on relisait les pièces du procès, on était bientôt plongé dans une grande perplexité ; la multiplicité des récits, le peu de différence des descriptions embarrassent l'intelligence.

Quand on a été soi-même témoin d'épidémies des deux genres, on saisit mieux les nuances. J'ajouterai que l'on comprend bien aussi les difficultés de faire sentir les finesses de distinction qui se présentent dans chaque épidémie.

Il faut aussi se souvenir que tout écrivain, ayant les meilleures intentions d'impartialité, ne peut voir qu'au travers de ses idées ; autrement dit, s'il est identiste, il saura bien trouver les signes particuliers qui lui paraissent utiles à son opinion ; il peut même innocemment s'appuyer sur des hypothèses.

Mais il arrive que des auteurs, soutenant des idées différentes, se servent des mêmes symptômes, des mêmes faits pour défendre les uns l'identité, les autres la non-identité. Cette rencontre d'arguments semblables pour appuyer des thèses différentes gêne singulièrement ; elle diminue forcément la valeur des deux théories.

Cependant dans la pluralité des observations, on retrouve à peu près les mêmes preuves, et toujours en première ligne la cause probable. Cette cause seule paraît suffisante pour établir une séparation marquée entre le typhus et la fièvre typhoïde.

Puis vient l'exanthème, enfin les altérations anatomo-pathologiques. Les preuves tirées de cette dernière série d'arguments devraient être sans réplique ; cependant elles sont contestées, et les raisons des interprétations contraires ne sont pas sans valeur. Les partisans de l'identité trouvent même dans les travaux des non-identistes des arguments considérables.

De sorte que dans cette perplexité, on est tout disposé à prendre en grande considération les paroles de Reveillé-Parise, qui avait vu plusieurs épidémies de typhus. Cet observateur pense que le typhus peut varier selon les lieux et les circonstances; il en en est de même de la fièvre typhoïde. On comprend donc que dans certaines épidémies, par suite de causes particulières, on soit frappé par la présence de rapports réels entre ces deux maladies, tandis que dans d'autres occasions, ce seront les différences qui s'accentueront.

Pour avoir une idée vraie, il faudrait étudier toutes les épidémies, marquer les rapports de telle épidémie à telle autre ; de même pour les dissemblances. Étudier les épidémies typhoïdes ou du typhus à part, puis les rapprocher, les juger.

On comprend toutes les difficultés de ce travail et les incertitudes du résultat. C'est cependant cette idée qui m'a excité à entreprendre cette esquisse.

J'ai vu se dérouler dans son entier le typhus d'Orient;

j'ai assisté, comme médecin traitant, au typhus d'Algérie, 1868; à Longwy, 1870-71, j'ai pu constater des typhus vrais, dans mes salles à l'hôpital, sur des militaires échappés au désastre de Sedan.

Enfin j'ai suivi, entre autres, les phases d'une épidémie de fièvre typhoïde dont j'ai exposé les incidents, se distinguant des formes ordinaires de la maladie endémique. Il résulte donc de ces circonstances que je puis, sans trop de présomption, essayer ce travail de comparaison entre ces deux affections si terribles pour nos armées.

Puisque je semble non pas incriminer, mais avertir les lecteurs de la suspicion légitime en laquelle on doit tenir tout auteur qui se proclame partisan d'une idée déterminée, et, dans l'espèce, qu'il est nécessaire de se prémunir contre tous les arguments d'un identiste ou d'un non-identiste, il me faut faire une sorte de profession de foi.

J'avais l'honneur d'être sous les ordres de M. Cazalas, à l'hôpital de l'École militaire à Constantinople, hôpital spécialement consacré aux cholériques, mais qui recevait des maladies de tous genres. C'était à l'époque du premier typhus. M. Cazalas m'avait d'abord chargé du service de surveillance du traitement des cholériques par les bains russes, et des autopsies.

La discussion sur la présence du typhus s'agitait; mais je n'étais pas des conseils qui en traitaient. Je possède un témoignage, heureusement retrouvé, de ma manière de comprendre la nature de la maladie qui préoccupait tous les esprits.

Passant en revue les incidents les plus intéressants, je finissais par aboutir aux idées de Rasori; j'aurais volontiers appelé la maladie régnante : *fièvre rémittente* typhique.

Je partis trop tôt de Constantinople pour connaître l'opinion de mes chefs à ce sujet; mais je vis un coin du tableau du typhus du second hiver en Crimée.

En relisant tout ce qui a été écrit à ce sujet, mes souvenirs sont devenus plus précis ; je dis mes souvenirs, car, outre des notes personnelles que j'ai conservées, je recueillais chaque matin le résultat des autopsies des sujets morts dans le service. J'inscrivais ces notes sur des feuilles volantes que je rangeais avec soin dans leur ordre sur un petit meuble qui se trouvait par hasard dans ma chambre.

Je fus moi-même subitement atteint du typhus. Quand, après ma guérison, je rentrai dans mon domicile, je ne retrouvai rien ; mais il me reste, entre autres souvenirs précis, celui-ci : j'avais imaginé de dessiner et colorier les lésions que je rencontrais dans les intestins des morts pour les mieux comparer. Je fis des dessins des altérations du choléra, la psorenterie ; de nombreux exemplaires de toutes les variétés de la lésion typhoïde, des planches de dyssenterie.

J'ai bien la certitude, pour un cas surtout, d'avoir fait l'autopsie négative d'un malade décédé dans un service que je fis par intérim.

Mais il est bien évident, d'après les travaux dont je rendais un compte journalier exact à M. Cazalas, quand il ne les surveillait pas lui-même, j'ai pu réunir, et lui a pu constater, la réalité de matériaux très-sérieux qui ont été utiles à la thèse que soutenait mon chef à Constantinople. Je reviendrai sur ce sujet, et je démontrerai qu'il n'était pas si *seul* que le disait Jacquot.

Je faisais donc, à Constantinople, une différence entre l'affection qui prit le nom de typhus et la fièvre typhoïde ; mais j'étais frappé des symptômes rémittents.

En Crimée, dans la plaine de Baidar, avec le 26e de ligne, je n'eus que des cas légers ; je n'envoyai que trois malades aux ambulances (et ils guérirent encore), parce que je croyais avoir une bonne situation, de l'espace et de l'air. J'acceptai le mot typhus.

En Afrique, pour le typhus de 1868, je conservai mes

opinions de non-identiste; mais à la fin, j'étais peut-être moins affirmatif dans mes assertions, et je disais : la fièvre typhoïde et le typhus ne sont pas deux maladies, mais deux variétés d'une même famille.

Je n'ai, malheureusement, pu faire d'autopsies à Sétif; nous étions sous la tente, loin de la ville, je ne pouvais me livrer à des recherches anatomiques sous les yeux de mes victimes. Mais, chose singulière, pendant toute la période indécise où l'on discutait, comme autrefois à Constantinople, la présence du typhus, je défendis longtemps, non pas sa probabilité non douteuse, mais son arrivée, me basant sur le résultat de mes autopsies.

Quand le typhus fut évident, je ne fis plus de recherches, mais les travaux d'autres confrères de la province de Constantine (je ne parle que d'elle), entre autres M. Vital, indiquent que dans les intestins on ne trouvait pas d'altérations des glandes et des follicules.

A Longwy, toujours non-identiste, j'avais reçu des malheureux échappés à Sedan, exténués de fatigue et de misère, quelques-uns furent atteints de typhus. J'avais au même moment dans mes salles des soldats français et prisonniers prussiens atteints de fièvre typhoïde contractée dans la garnison.

Je perdis des uns et des autres, et à l'amphithéâtre, je rencontrais les altérations typhiques chez les uns, rien chez les autres. Pendant l'évolution de ces maladies voisines de lit, il m'est arrivé d'hésiter à certains jours ; de craindre d'avoir porté un diagnostic aventureux, tant les maladies se ressemblaient dans leurs expressions, à la période ultime surtout.

Je restai naturellement convaincu par les nécropsies de la réalité de la distinction entre les deux affections.

L'apparition de la fièvre typhoïde à Lyon, avec son cortége d'éruptions à sa naissance, eut pour effet de m'inquiéter. C'est ce qui me fit reprendre la lecture des traités de la fièvre typhoïde et du typhus.

Maintenant, j'ai reconnu la cause de ces disputes sur la réalité de ces affections, le peu fondé de ces argumentations qui reposent sur des circonstances accidentelles. On pourra voir par la suite où me conduisit le résultat de mes recherches.

Ces préliminaires exposés, je puis relever les opinions des divers auteurs, les classer sans que l'on puisse croire à une intention de ma part à faire triompher un des partis.

Indication bibliographique des travaux de quelques médecins militaires qui ont écrit pendant la première période, c'est-à-dire pendant ou après les guerres du premier Empire.

Traité de Gilbert, médecin de la grande armée, 1808. Prusse, Pologne. *Fièvre nerveuse, typhus.*

Thèses de 1807. Terrion. — *Essai de l'érysipèle dans son état de complication avec la fièvre putride, adynamique.*

Thèses de 1808. Fleury. — *De la fièvre adynamique putride.*

1810. Courtiade. — *Considérations sur la fièvre adynamique, typhus.*

1812. Michel. — *De la fièvre intermittente adynamique.*

1813. Goguyer-la-Prugne. — *Dissertation sur les dangers des stimulants dans les maladies dites entéro-mésentériques, typhus.*

1814. Laroche. — *Propositions générales sur le typhus.* (Signale l'encombrement comme cause.)

Boileau. — *Fièvre bilieuse à Metz.* (A déterminer.)

Malcuisant. — *Observations de fièvre adéno-méningée régnant sur les prisonniers en Angleterre.*

Nidard. — *Fièvre méningo-gastrique.*

Castel. — *Réflexions sur le typhus et la fièvre typhoïde.* (Se distinguent surtout par l'exanthème.)

1815. Coche. — *Sur le blocus de Hambourg, 1811-12, fièvre adynamique putride, gastro-adynamique.*

Ducastaing. — *Gaëte, 1811-12, fièvre putride, typhus.* (Constate surtout qu'il n'y a pas de conjonctivite, ni d'exanthème; hypertrophie des ganglions mésentériques, sérosité du cerveau.)

Laverdan. — *De l'action du camphre dans la fièvre adynamique.*

1815. Bodeau. — *Du typhus qui a régné à Dartmoor (décembre) 1809-1810.* (A signalé spécialement la diarrhée et la constipation, soubresauts des tendons, exanthèmes, fit des autopsies, ne parle pas des intestins.)

Fischlin. — *Fièvre atonique maligne, typhus.*

Trésal. — *De la fièvre adynamique qui a régné à Walcheren.* (Taches pourprées, pétéchies, gangrène déterminée par l'emploi des vésicatoires.) Je citerai encore, à propos de Walcheren, un travail signé Hamilton (recueil, vol. 46), mais je ne sais si ce nom appartient à un Français.

Dauphin. — *Des maladies qui ont régné, de 1803 à 1814, sur les pontons en Angleterre.* (Bonne thèse historique, moins utile au point de vue médical.)

1816. Cordier. — *De la fièvre putride adynamique.* (Obscurcit la question, surtout en ajoutant que cette fièvre se complique de la muqueuse.)

Féron. — *De l'utilité des toniques dans le traitement de la fièvre adynamique. Epidémie de Dijon, 1812.*

Lavaud. — *Du typhus contagieux exanthématique.* (Se prononce nettement pour la non-identité.)

Reveillé-Parise. — *Relation médicale du siége de Sarragosse, 1809-1810.* (Très-bonne thèse, une des plus importantes que l'on puisse rencontrer sur ce sujet, admet le typhus.) L'auteur indique, d'après Desgenettes, que chaque variété morbide peut avoir des nuances et un caractère particulier, bien que les symptômes principaux soient les mêmes. Ces différences peuvent provenir des effets de la saison ou du climat.

Reveillé-Parise avance que des trois épidémies de typhus qu'il a vues, à Vienne en 1805, en Dalmatie en 1806, à Sarragosse 1808-1809, aucune ne ressemblait aux autres. A Sarragosse, pas de symptômes catarrhaux, exanthèmes rares, délire formidable sur un seul objet. Les causes les plus actives sont : la privation du sommeil, l'ébranlement nerveux.

Il signale la diarrhée, l'épistaxis, les eschares, à l'autopsie constate des *ulcérations intestinales gangrénées* de l'estomac et de l'intestin, sans indiquer la région, parle des bains froids pour le traitement.

1817. Tort. — *Typhus contagieux, blocus de Dantzig.* (Absence d'exanthème, mais taches rosées, trismus, vomissements, diarrhée, gaz intestinaux, pneumonies nombreuses.)

Chapelain. — *Du typhus en général de 1808.* (Signale la conjonctivite et les éruptions pétéchiales.)

1818. Biopner. — *Du typhus en général aux îles d'Hyères, en Pologne, Hongrie.*

D'Olivera. — *Dissertation sur les fièvres nerveuses, typhus.* (Parle de la conjonctivite, de l'exanthème, cite particulièrement le chirurgien-major Cornet, des hussards, 1811-12, à Kowno.)

Deleau. — *Traité de la fièvre putride, fièvre adynamique.* (Broussaisien complet.)

Bonnecarrère. — *Considérations sur les maladies des pontons en rade de Cadix.* (Fièvre nerveuse, typhus, signale la conjonctivite, le larmoiement, a des mots très-heureux.)

Paubrin. — *Considérations sur la fièvre adynamique, typhus.* (Indique les ulcérations intestinales, les altérations des ganglions mésentériques.)

1819. Bataille. — *Parallèle entre la fièvre méningo-gastrique et la fièvre adéno-méningée.* Fièvre bilieuse, muqueuse, à Magdebourg. (Parle de l'haleine fétide.)

Balland (médecin de la marine). — *De la fièvre putride, adynamique.* (Fausses dénominations, on doit dire : *gastro-entérite.*)

1828. Corbin. — *Relation du siége de Dantzig.* Travail complet. (Causes : encombrement des troupes, fatigues, mauvaise nourriture, air confiné. 20,000 décès, 10 médecins morts sur 12. Le typhus disparaît ou revient suivant que les soldats sont mieux nourris ou mieux installés. Taches purpurines. Hiver. Description très-complète des symptômes, pas d'autopsies.)

1833. Cotte. — *Campagne d'Espagne.* (Confond les sujets.)

Ne pas oublier enfin le nom de Jacquot, médecin ordinaire des armées, père de Félix Jacquot.

Je cite ici une série de noms d'auteurs dont la qualité n'est pas douteuse, inscrite par eux sur leurs thèses. Peut-être, malgré moi, en ai-je oublié. J'ai pensé que les exhumations de ces œuvres, quelquefois faibles, mais signées par des mains qui avaient été aux dangers, étaient une bonne chose; c'est un hommage rendu à de dévoués serviteurs.

Si je ne donne pas la liste de tous les auteurs de ces époques, c'est pour ne pas allonger mon texte; on voudra bien croire que je ne les ai pas méconnus.

Les thèses surtout m'ont paru très-curieuses, elles montrent les préoccupations de l'époque où elles sont publiées; elles indiquent les questions litigieuses, et sont souvent inspirées pour faire triompher ou combattre des théories régnantes.

La personnalité de l'auteur, si elle se dégage quelquefois, laisse toujours apercevoir l'état des esprits.

Les thèses, quand on peut les lire, sont plus instructives qu'un traité bien fait, résumé par un homme compétent. Malgré les prétentions diverses indiquées par le titre de la thèse, on ne peut que constater que tous les auteurs arrivent, sans s'en douter, au résultat que Louis formule dans son remarquable ouvrage. Toutes les descriptions se ressemblent, et, après lecture, on ne peut reconnaître qu'une même maladie à laquelle les écrivains donnent des noms divers. Que l'on prenne une thèse traitant de la fièvre adynamique, une autre du typhus, une autre de la fièvre putride, c'est toujours la même série de symptômes. J'avoue en toute humilité qu'il ne m'a pas été possible de saisir les distinctions entre toutes ces descriptions. J'avoue aussi que je n'ai pas toujours pu comprendre certaines expressions qui n'ont plus cours aujourd'hui. Je me demande même si nos anciens les comprenaient bien.

Pour faire comprendre ma perplexité, je ferai un retour vers les temps actuels. J'entends souvent parler de fièvre muqueuse, de fièvre catarrhale; pour ma part, je ne suis pas très-fixé sur la véritable signification de ces mots; il ne s'ensuit pas que ceux qui les emploient soient dans ma situation, mais je me suis aperçu que les médecins qui s'en servent ne s'entendaient pas parfaitement sur leur sens précis.

Il a dû en être ainsi de tout temps; les termes abstraits doivent nécessairement amener de la confusion dans les esprits.

En résumé, on sent que les écrivains dont j'ai rappelé les noms auraient volontiers répété les paroles de Castel sur le typhus : « Ne pourrait-on pas, sans déroger à la justice, représenter une chaîne dans laquelle la fièvre continue putride serait le premier anneau, et la peste le dernier? La fièvre d'hôpital, le typhus seraient intermédiaires. » Cette phrase ne donnera pas des éclaircissements lumineux, d'autant plus que le médecin, comme l'on voit, fait une différence entre le typhus et la fièvre d'hôpital.

Les arguments que nous avons signalés ou que nous aurions pu signaler, nous les retrouverons tous quand nous passerons en revue les écrivains de la deuxième période. Les incertitudes de la première se représentent dans la seconde; puisque les écrivains les plus attentifs, les plus scrupuleux arrivent aux mêmes conclusions que posaient Reveillé-Parise et Castel.

Les causes efficientes d'autrefois sont celles que l'on admet aujourd'hui. La seule distinction que nos prédécesseurs faisaient se tirait de ce fait : que les causes du typhus étaient générales, et plus personnelles pour la fièvre typhoïde.

Les fautes contre l'hygiène privée engendrent la fièvre typhoïde; le typhus est le produit des agglomérations humaines, des circonstances imposées par les événements.

Mais ce qu'il est important de noter, c'est que nul ne manque, après les indications de l'encombrement, de la misère, de noter les privations de sommeil, les émotions morales; et beaucoup se servent de ce seul argument pour expliquer ce phénomène particulier, la stupeur.

La stupeur et la forme du délire sont deux arguments précieux avancés par les défenseurs de la non-identité.

L'exanthème pétéchial, que Hildenbrand mit en évidence, bien qu'admis comme un bon signe par les écrivains qui n'acceptent pas la confusion des deux maladies, est regardé comme secondaire, puisque de bons observateurs, comme Reveillé-Parise, signalent des épidémies de typhus vrai où cet exanthème ne paraît pas. Seulement, à mon point de vue, ce qui m'étonne, c'est que c'est précisément en Espagne que cet exanthème n'est pas signalé par Reveillé-Parise, quoique d'autres observateurs le constatent dans les mêmes années et dans le même pays.

La conjonctivite est encore un bon signe que n'oublient presque jamais de signaler les médecins qui parlent du typhus, tandis que ce symptôme est absent des monographies de fièvre typhoïde. Si l'on signale quelque chose d'approchant, cela n'est pas une conjonctivite vraie.

A part ces phénomènes dont je viens de parler, il n'est pas possible, ce me semble, de faire des distinctions entre les descriptions des maladies rapportées.

La diarrhée et la constipation, que l'on voit quelquefois figurer parmi les différences, ne sont, à vrai dire, que des accidents successifs.

En général, les auteurs qui veulent absolument faire deux maladies du typhus et de la fièvre typhoïde se pressent trop dans leurs expositions. Ils ne se préoccupent pas assez des phénomènes qui se développent avec la marche de la maladie. La constipation et la diarrhée sont, comme les états de la langue, des résultats de l'évolution morbide qui se remplacent, se succèdent.

C'est ce point très-important du diagnostic que l'on a trop oublié, qui rend compte de bien des confusions que je tiens à mettre en lumière.

En ces époques qui sont plus loin de nous par la distance scientifique que par le temps réel, bien que les connaissances anatomiques permissent de le faire, on ne prenait pas en considération les altérations anatomiques, surtout les lésions intestinales, autant qu'on le fait aujourd'hui, quoique ce fût le commencement de l'école de Broussais.

Dans telle relation d'autopsie faite pour déterminer la nature de la maladie, on se préoccupe beaucoup de ce que le cerveau laisse voir, de ce que l'on trouve sur les enveloppes; un peu de sérosité est signalé avec soin. De même, on parlera du ramollissement de la rate, d'une lésion de l'estomac, mais on oubliera de regarder les intestins, ou si l'on en parle, c'est d'une manière superficielle, accessoire, de manière à bien spécifier que ce n'est pas là que l'on trouve les preuves de la maladie.

Ainsi, quand on signale les ulcérations intestinales, on ne les décrit pas toujours, on ne dit rien de leur siége. Dans les thèses, où l'on constate sur ce point le plus de précision, tout se borne à dire que les ulcérations, la gangrène se rencontrent près de la valvule iléo-cœcale. Il est certain que ces lésions sont celles que nous regardons aujourd'hui comme pathognomoniques de la fièvre typhoïde, et les auteurs qui les signalent défendent soit l'une, soit l'autre des thèses (identité ou non).

Les altérations des ganglions mésentériques prêteraient aux mêmes réflexions.

Pour tous les auteurs, le typhus est contagieux et infectieux.

J'ai déjà exprimé cette opinion que ce qui ressort de l'étude de cette question dans ces documents si intéressants, si vivants, de ces époques, c'est la certitude que les médecins présents aux épidémies avaient conscience d'une physionomie particulière propre au typhus.

Ils étaient impuissants à la décrire ; ce qui se comprend très-bien, quand on a vu ces deux maladies. En un mot, le facies typhique se distingue du facies typhoïde. Mais il est difficile de le démontrer.

Je ne dirai qu'un mot de la manière d'envisager le traitement du typhus et de la fièvre typhoïde, de ces temps, que nous répétons aujourd'hui.

Les plus interminables querelles s'élevaient à propos du traitement; chaque médecin appuyant, comme c'est son devoir, ses opinions sur ses théories. Aussi toutes les variétés thérapeutiques que l'on peut inventer se produisirent. La saignée est ordonnée par presque tous dans la période aiguë. Les toniques sont recommandés ou proscrits ; un seul médecin ose se prononcer contre l'emploi des vésicatoires qui produisent des gangrènes.

Seulement si les divergences sont très-prononcées sur la question du traitement médical, il y a unanimité sur le traitement prophylactique.

Sur ce sujet, toutes les intelligences sont d'accord, tous les dévouements sont prêts. Le personnel médical lutte de son mieux contre les nécessités fatales, imposées par les saisons, les climats, les désastres, les guerres. Tous les médecins s'efforcent d'éviter l'encombrement, de disséminer les malades, essayent de ne pas les envoyer aux hôpitaux, où ils meurent. Mais ces serviteurs zélés étaient impuissants, contre les ordres militaires, les prescriptions réglementaires et administratives, les nécessités de tous genres.

Toutefois, le peu qu'ils obtenaient avaient de meilleurs résultats que n'en avait l'ordre d'un général qui condamnait à mort tout soldat qui se laisserait tomber malade.

Ces lectures font ressortir une constatation pénible, celle du peu de soin que l'on prenait de la vie humaine ; avec quelle légèreté et quelle tranquillité d'esprit on sacrifiait des milliers d'existences ! Combien de soldats succombaient tristes, isolés, sans gloire et sans profit pour l'humanité à la suite de ces guerres affreuses que l'on voudrait nous faire admirer ! Quand on lit des phrases comme celle-ci : « 80,000 prisonniers moururent en Angleterre ! » et cette autre : « A Dantzig, 12,700 morts dans les hôpitaux, » en tout 21,000 sur un effectif de 33,000 hommes ! n'est-on pas humilié dans sa conscience ?

Nous résumerons les documents que nous venons d'analyser en constatant : la difficulté de séparer réellement la fièvre typhoïde du typhus, excepté quant à leurs causes probables. Les autopsies n'ayant pas été faites ou mal faites, servent autant à une thèse qu'à l'autre.

Après les guerres du premier Empire, les événements d'Espagne ont seuls occasionné quelques retours vers les questions du typhus comparé.

Les années qui depuis s'écoulèrent en paix laissèrent aux érudits des loisirs pour étudier les œuvres produites aux époques militantes. Le résumé de ces études se traduisit par des modifications dans les doctrines. Les opinions penchaient alors vers l'identité, comme en témoignent les succès de Gaultier de Glaubry, contre son concurrent Montault.

Les incidents médicaux de ces années tranquilles furent l'apparition du choléra et la création de la méningite cérébro-spinale.

Pour ce qui regarde le choléra, la science n'était pas surprise. On avait de nombreuses thèses à ce sujet, notamment de 1808 à 1815. Il n'en est pas de même de la méningite cérébro-spinale.

Méningite cérébro-spinale. — Cette maladie singulière, qui ne frappe que les jeunes soldats, fut étudiée et décrite magistralement par nos confrères et prédécesseurs de l'armée. Elle appartient en propre à la littérature militaire. Un seul nom (Chauffard, d'Avignon) n'appartient pas aux membres de la médecine militaire (armée de terre et marine).

Quand il s'agit de classer cette maladie dans les cadres

nosologiques, il y eut des divergences d'opinion, des difficultés doctrinales. Beaucoup de médecins qui s'occupaient de cette affection la regardaient sans hésiter comme un typhus.

Il y a quelques années, je reçus une lettre de Renard, médecin principal, un de mes anciens chefs, mort depuis; il était sous-aide à Versailles, pendant l'épidémie qui rendit célèbre le nom de Faure-Villars. Je donnerai quelques lignes de cette lettre; d'abord parce qu'il est agréable de rendre hommage à la mémoire d'un homme que l'on a estimé et aimé; ensuite parce que, connaissant la nature de Renard, qui avait le besoin, l'instinct de la vérité, on est certain de la véracité de ce qu'il raconte; les détails que je livre ici doivent être l'expression vraie de ce qui était alors :

« Je me suis arrêté sur un passage où, à propos du typhus, vous êtes assez disposé à considérer la méningite cérébro-spinale comme une variété de la même maladie. Je me range complètement à votre avis. J'étais sous-aide à Versailles, lors de l'épidémie de méningite, j'ai recueilli une vingtaine d'observations, jour par jour. J'ai fait toutes les autopsies, et malgré cette couche pseudo-membraneuse qui recouvrait le cerveau ou la moelle, bien qu'élève de Broussais, je n'ai jamais pensé que l'affection pût être regardée comme une inflammation, au contraire. Obligé de partir dans les 48 heures pour l'Algérie, et n'ayant pas le temps d'en faire un sujet de thèse, je me suis contenté d'y insérer quelques observations avec un petit préambule, dans lequel je disais que, pour moi, la maladie de Versailles n'était autre que le typhus cérébral de Hildenbrand.

« J'avais pour président M. Fouquier, qui m'a félicité, en me disant qu'il partageait mon opinion. Plus tard, je crois que Michel Lévy a admis la même idée. Quant à M. Faure-Villars, malade, etc...... »

Je laisse de côté quelques lignes très-sévères, ne me

croyant pas le droit de publier tout ce que Renard me faisait l'honneur de me confier. Je dois cependant ajouter qu'il résulterait des faits passés à Versailles qu'une large part du travail si important de M. Faure doit revenir à Magnien, mort aussi médecin principal, les collaborateurs volontaires ou involontaires de Faure-Villars n'ayant pas goûté sa manière de voir (1).

Il n'en est pas moins extrêmement curieux de rencontrer pendant la période de paix une maladie qui ramène les esprits des médecins qui l'étudient vers les idées du typhus ; si je ne m'abuse, cette affection n'a jamais été constatée pendant que le typhus régnait dans les armées.

Lors des derniers événements médicaux d'Afrique, 1868-69, M. Vital a signalé, et moi-même j'ai raconté de singulières coïncidences.

Depuis 1820 à 1842, on ne parle plus du typhus, et depuis 1842, par une autre combinaison extraordinaire de circonstances, on ne signale plus dans l'armée d'épidémie de méningite cérébro-spinale en France.

Cette rencontre, indiquée par la série des dates, m'a décidé à parler de la méningite cérébro-spinale plutôt que je ne pensais le faire ; mais autant compléter de suite l'indication de quelques rapports entre la méningite et le typhus.

J'avais préparé sur cette question une bibliographie très-complète ; mais ayant lu le remarquable article du *Dictionnaire de médecine* signé Laveran, j'ai pensé qu'il était prudent de renvoyer les curieux au travail du maître, qui ne laisse sous ce rapport à peu près rien à désirer.

Je débutais élève à Strasbourg, lors de cette épidémie dont Verdier et Tourdes ont fait l'histoire. Je faisais les

(1) Je dois dire que cette lettre m'était adressée à propos de ma brochure sur les maladies de l'Algérie. Il en faisait une critique bienveillante qui m'a été très-agréable.

pansements dans le service de M. Pascal, professeur de clinique médicale. J'ai pu voir alors, sans bien en comprendre l'enchaînement, la série des symptômes caractéristiques de la *gastro-entéro-méningo-céphalite.* C'est ainsi que quelquefois notre professeur désignait cette affection. Cette dénomination qui paraît un peu complexe, indique la croyance à un rapprochement entre la gastro-entérite et la méningite ordinaire combinées.

Evidemment le mot de méningite cérébro-spinale, qui a prévalu, est préférable, puisqu'il ne laisse rien préjuger sur la nature de la maladie.

En 1868, je me trouvai à Sétif en présence d'une épidémie de méningite cérébro-spinale ; les circonstances ont été telles, qu'il ne m'a pas été possible de ne pas réunir dans un même groupe trois affections qui se succédaient dans nos salles, et m'offraient des analogies absolues dans leur origine et dans leur symptomatologie. Les altérations anatomiques seules sont différentes. Aussi après avoir vu successivement la fièvre typhoïde, la méningite, le typhus passer sous mes yeux, j'ai pu dire : « Je crois légitime de penser que la méningite épidémique est une des formes morbides que l'on appelle, selon les cas, fièvre typhoïde, typhus ; reste à expliquer sa cause première, sa nature. »

Les causes sont évidemment les mêmes dans leur ensemble. Ce sont des maladies zymotiques que l'homme produit. Et puisque je suis sur cette pente, je dirai qu'il faut étendre à d'autres affections la recherche des rapports avec la fièvre typhoïde, ainsi : la diphthérite, l'érysipèle, la rougeole, les oreillons.

La méningite naît dans les casernes, et cette circonstance fait que l'on a donné comme cause de la méningite l'encombrement ; ce qui n'est peut-être pas absolument exact. A Sétif, cette maladie est née et est restée bornée à une compagnie de tirailleurs algériens qui occupaient un nombre de chambres plus grand que le règlement ne le comportait.

Mais cette circonstance, qui éloigne un peu la méningite du typhus, la rapproche de la fièvre typhoïde. On voit chaque jour de petites épidémies de cette dernière fièvre se produire dans des casernes, ou même des parties de casernes qui ne sont pas encombrées. Ainsi, j'ai signalé une épidémie de ce genre à Longwy ; les soldats d'une compagnie seulement étaient atteints.

Cette particularité rapproche la fièvre typhoïde, quant à ses causes, de la diphthérite, et surtout de l'érysipèle.

Le fait capital est que la méningite, comme la fièvre typhoïde, s'attaque à de jeunes soldats, non acclimatés, nouveaux dans les casernes. Le typhus n'a pas ces mêmes considérations pour les âges, il s'en prend à tous.

Le typhus et la méningite se développent dans les saisons froides principalement. Ce qui est naturel, pendant les temps rigoureux, l'encombrement devient forcé, les habitations sont moins ventilées, quand elles le sont.

La fièvre typhoïde aurait une tendance à se montrer pendant les saisons chaudes ou à leur suite. On peut trouver une raison très-légitime de ce fait. Les maladies intestinales étant les affections des saisons chaudes et leur produit, il est très-simple que la forme abdominale des maladies zymotiques domine à ces époques.

La nourriture, les fatigues, les privations, contribuent au développement de ces trois affections. Pour la fièvre, c'est moins la privation de nourriture que son changement qui entre en cause. C'est le genre de vie modifiée, bouleversée, plus la cause inconnue.

Pour les autres affections, les excès ont une grande puissance d'action ; surtout les privations de sommeil et les émotions morales. A Sétif, j'ai attribué une part d'influence morbide aux abus déterminés par les fêtes du Ramadan, qui transforment les nuits en orgies.

Voilà une série de causes analogues incontestables.

Les symptômes généraux de ces trois maladies sont

identiques : ainsi pour la méningite cérébro-spinale on a : embarras gastrique, céphalalgie, troubles de la vision, délire, mouvements convulsifs, coma.

Pour le typhus : embarras gastrique, céphalalgie, troubles de la vision, délire, typhomanie, coma.

Pour la fièvre typhoïde : embarras gastrique, céphalalgie, délire, carphologie, coma.

Les taches rosées appartiennent au typhus et à la fièvre typhoïde, la méningite n'en a pas. La conjonctivite est plus particulière au typhus. Restent les lésions anatomiques. Constantes et évidentes, pour la méningite, se manifestent dans le cerveau; constantes et évidentes pour la fièvre typhoïde, se rencontrent dans les intestins.— Trop variées ou rudimentaires, par suite négatives pour le typhus.

Ces rapprochements complets suffisent pour légitimer le groupe du typhus, si on veut conserver cette expression.

J'espère être assez heureux de donner plus loin des raisons convaincantes pour légitimer une autre manière de comprendre la question.

Quand on étudie les relations de fièvre typhoïde ou de typhus, on est certain de rencontrer toujours parmi les maladies concomitantes, la diphthérite, la rougeole, l'érysipèle.

Cette coïncidence, qui ne fait jamais défaut, est la preuve de rapports forcés non bien définis entre ces maladies. C'est toujours dans les casernes les plus encombrées ou les plus malsaines qu'on la rencontre, et dans de bonnes casernes dans des recoins privilégiés.

Tous les médecins militaires ont été témoins de ces faits qui se reproduisent dans les régiments, les infirmeries, que l'on rencontre dans les hôpitaux, toujours dans les mêmes chambres, les encoignures (1).

(1) Ce sont ces faits qui me décidèrent à adresser, en 1872, au Conseil de santé des armées, un modèle d'hôpital, copié sur les

Ces circonstances toujours signalées, n'ont pas été suffisamment étudiées ; pour arriver à en avoir une connaissance plus précise, il faudrait, ce me semble, prendre la marche suivante :

Jusqu'à un certain point, les maladies infectieuses se rapprochent de certaines maladies que l'on n'a pas deux fois. La même personne n'a qu'une atteinte de fièvre typhoïde et du typhus, dit on. Pour la méningite la mortalité est si grande, la maladie si rare, que l'on n'a pas beaucoup de points de comparaison ; de même pour le croup.

Il faudrait d'abord faire des recherches pour s'assurer si la fièvre typhoïde et le typhus ne frappent pas deux fois le même individu, au moins dans les proportions de la variole.

Pour l'érysipèle, le fait n'est pas douteux ; j'ai actuellement dans mon service un malade atteint pour la troisième fois d'un érysipèle de la face.

De plus, on sait que certaines affections prémunissent contre d'autres, ainsi la vaccine, préservatrice de la variole.

Il serait utile de savoir si un sujet ayant eu la fièvre typhoïde peut contracter le typhus ou la méningite cérébro-spinale.

Et même, faisant des déductions un peu plus aventurées, il s'agirait de savoir si les sujets atteints de rougeole ont eu postérieurement la fièvre typhoïde, quoique, ou parce que ces maladies coexistent parfois ensemble sur le même individu ; comme j'en ai vu un cas dans l'épidémie de Lyon, comme le démontrent les faits relatés par MM. Aspol et Sonrier (Epidémie de fièvre typhoïde et rougeole à

baraques Lévy ; je n'emploie dans la construction de ces baraques que le fer et la brique ; et surtout je faisais disparaître tous les angles des murs et des plafonds, en faisant les raccords par des courbes. M. le baron Larrey a présenté bien plus tard à l'Académie un projet de M. l'ingénieur Tollet, qui me paraît identique à ce que j'avais envoyé au Conseil.

Saint-Etienne, Recueil) ; si enfin la diphthérite garantit des maladies précitées.

Voilà de difficiles recherches, me dira-t-on, si on ne se contente pas d'affirmations banales ; voici comment on pourrait les menerà bien.

Si les registres matricules des incorporations dans les régiments étaient tenus avec soin, si surtout les officiers supérieurs prenaient à tâche de faire parvenir aux médecins tous les renseignements sur la santé des soldats et facilitaient leurs travaux, au lieu de les regarder comme inutiles et gênants, on aurait rapidement une quantité de notions utiles.

En ajoutant au résumé des maladies antérieures à l'incorporation l'inscription, dans la case consacrée, du nom des maladies contractées au service, de suite on aurait une série de documents nombreux, importants et certains. Quelques années suffiraient pour élucider la question.

Il est probable que l'on trouverait encore des renseignements très-utiles dans le dépouillement des innombrables rapports trimestriels ou annuels, que les médecins des corps et des hôpitaux adressent au Conseil de santé des armées.

En tous cas, si les médecins militaires avaient l'attention dirigée vers ce sujet, on arriverait assez promptement à posséder quelque notion acceptable sur les rapports et la réalité des maladies zymotiques.

Je ne serai nullement surpris si l'idée que j'avance rencontre une médiocre considération, surtout parmi les esprits qui ont des idées parfaitement arrêtées sur la nature et la cause des maladies. Mais ceux qui, comme moi, sont très-préoccupés des inconnues si nombreuses de la science, accepteront ces réflexions comme pouvant être soumises au contrôle de l'observation.

Elles ne reposent que sur des hypothèses très-fragiles, mais en cherchant à les développer et les renverser, on arriverait peut-être à trouver des aperçus nouveaux.

QUATRIÈME PARTIE

Du typhus en Orient et en Afrique.

Pendant la guerre d'Orient, si meurtrière pour notre armée, si glorieuse pour la médecine militaire, qui paya un si large tribut à la mort, les questions doctrinales reparurent en même temps qu'une épidémie prolongée du typhus.

On pouvait supposer que les médecins de l'armée d'Orient, témoins oculaires de cette épidémie, dont les symptômes généraux étaient très-caractérisés, devaient se rencontrer tous dans leurs observations, qu'un accord général réglerait définitivement la question de l'identité ou la non identité.

En réalité rien qui légitime cette gratuite supposition.

Les divergences d'opinion qui s'étaient présentées en 1808, 1809 et plus tard, se retrouvent à Constantinople; la majorité des médecins acteurs, est, comme autrefois, acquise à l'idée de la non identité; la minorité défend la cause opposée.

En relisant ces discussions déjà lointaines, on se trouve dans la situation que nous avons signalée, les lecteurs sont plus disposés à accepter les rapports, à admettre l'identité.

Ces contradictions, plus apparentes que réelles, qu'il semble tout d'abord très-difficile d'expliquer, qui laisseraient naître des insinuations peu favorables à la valeur scientifique des médecins, sont très-importantes à signaler, car elles indiquent forcément une très-grande variété dans les faits.

Ce n'est pas sans motifs sérieux et fondés que des médecins de différents hôpitaux ou du même hôpital émettent des commentaires variés sur une même affection nominale.

Je vais revenir sur ce passé dont j'ai été témoin, témoin secondaire, n'ayant pas à prendre parti pour une opinion, m'efforçant seulement de comprendre mes chefs et remplir leurs indications

Aux récits publiés par nos confrères de l'armée d'Orient, j'ai pu joindre des renseignements oraux donnés par de nos camarades qui n'ont rien écrit. Ces différents documents m'aideront à démontrer comment un accord parfait n'a pu se faire dans toutes les interprétations combien furent légitimes les raisons de ces dissidences.

Jacquot (Félix) a eu la bonne fortune de paraître résumer, dans un livre justement apprécié, les faits généraux du typhus d'Orient.

Je me croyais, jusqu'à ces derniers jours, très-partisan de ce qu'il avait écrit; mais aujourd'hui, après avoir relu son livre et comparé ses raisons à d'autres raisons combattues par lui, j'ai été tout étonné de voir que je ne partageais plus toutes ses idées, que je serais disposé à en réfuter quelques-unes.

J'ai même été conduit à me demander comment Jacquot, qui avait écrit une fort remarquable thèse sur la fièvre typhoïde, avait été amené à lutter pour la non identité à l'aide d'arguments d'une efficacité douteuse.

Je n'ai pas à m'enquérir de ces motifs, je me bornerai à prendre dans son volume tout ce qui sera utile à mon sujet.

Pour être conséquent et poursuivre l'idée première de mon travail, je comparerai les épidémies de typhus entre elles, et ces mêmes épidémies aux épidémies de fièvre typhoïde.

Si je compare le typhus de Crimée à une fièvre typhoïde, il y a de si grandes dissemblances que le rapprochement sera difficile. Mais en passant par des degrés successifs, j'espère arriver au but sans trop de peine.

Si je tenais absolument à faire triompher une idée, soit l'identité, soit la non identité, je mettrais en relief tous les faits qui me paraîtraient favorables, et les arguments ne manquent ni pour une thèse, ni pour l'autre.

Mais je suis à ce sujet d'une indifférence absolue, et la force des déductions me permettra, je l'espère, d'amener les lecteurs à ma manière de voir.

Le premier fait indiscuté, c'est que les deux épidémies de typhus en Orient ont débuté après les froids rigoureux, en décembre 1854, en décembre 1855 (Jacquot, page 56).

Cette apparition à la suite des fatigues de l'encombrement, du froid, établit une différence entre la fièvre typhoïde et le typhus, mais rapproche celui-ci des autres affections zymotiques.

Si nous consultons les médecins de l'armée d'Orient, nous ne rencontrons l'unanimité que sur un seul point : l'étiologie.

Les causes, en effet, ont été si évidentes, si palpables, qu'elles ont été perçues par les plus incrédules.

La cause efficiente, complexe se résume en ces mots : « Misère, fatigue, excitation nerveuse, encombrement. »

Cet encombrement provenait non-seulement de l'accumulation de troupes sur un seul point, mais de la construction vicieuse des habitations construites contre le froid, enterrées et non ventilées.

Il est un point très-important, que les auteurs n'ont pas assez mis en relief, c'est que le typhus ne frappe pas immédiatement les individus soumis à son influence. Les militaires, en général, les officiers surtout ont subi un empoisonnement chronique.

Il fallait une incubation, un affaiblissement progressif, la résistance était proportionnelle aux forces du malade, à son bien-être relatif.

Les preuves de ce que j'avance se tirent des faits historiques de cette campagne. Pendant la première année, les Anglais mal outillés sont rapidement frappés. Les Français résistent mieux. Le temps marche, les Anglais, avec cette raison pratique qui les distingue, voient les dangers et les défauts de leur installation, ils y rémédient : la seconde année, l'armée française est décimée, l'armée anglaise est florissante.

Les causes sont donc bien celles admises par tous les auteurs anciens : en première ligne, misère, affaiblissement progressif, privations, encombrement.

Je vais citer un fait qui semblerait tout d'abord faire exception à cette loi générale, l'incubation nécessaire.

Cette apparente exception me servira de terme de transition, pour comparer le typhus des armées aux autres typhus.

Pendant le second hiver, la division d'Autemart était campée dans la plaine de Baïdar. Le 26e de ligne, auquel j'étais attaché, était baraqué sur les pentes de Morwinoff; il n'eut que quelques typhus légers, nés dans les baraques qui servaient d'infirmerie, et qui étaient les plus encombrées. Le 11e de ligne, arrivé en Crimée après la prise de Sébastopol, était campé à la droite du 26e, dans un bois; ses baraques bien faites, son camp bien exposé; il semblait donc devoir être, comme les autres régiments de la division, à l'abri des coups du typhus. Il n'en fut rien. Le 11e de ligne fit des pertes énormes. D'où vient cette mortalité ? Ce régiment, nouveau venu, était dans les conditions de cette sorte d'impressionnabilité nerveuse qui se montre dans toutes les troupes qui débutent dans les camps ; il était frappé de ce qu'il voyait ; ce qui semblait naturel aux vieux habitants paraissait le comble de la misère à ces nouveaux inexpérimentés.

Ces dispositions fâcheuses rendent les arrivants plus sensibles aux influences morbides, l'incubation est moins longue : les premiers mois d'acclimatement sont toujours terribles, la mort fauche beaucoup d'existences avant que les survivants, aguerris, supportent avec un moral parfait les exigences de la situation.

Le 26e avait subi les rudes épreuves du choléra de Varna, les luttes héroïques du siége, notamment la première attaque de Malakoff ; c'était un régiment de vétérans.

Le 11e, dont les hommes ne savaient pas se débrouiller, se fondit sans résistances : on trouvait à chaque instant un homme mort dans sa baraque. M. Jourdheuil, médecin du 11e, me racontait ses angoisses, son désespoir de voir ses efforts inutiles, son activité, sa surveillance surprises par ces morts imprévues.

Pendant un certain temps, on aurait pu hésiter à donner un nom à cette maladie qui décimait le 11e. Elle n'offrait pas les caractères du typhus du plateau de Chersonèse ou de Constantinople, du moins, d'après ce que j'ai vu en allant avec M. Jourdheuil visiter son campement. Ses malades n'avaient pas la physionomie des miens. C'était l'anémie, le scorbut, la prostration qui dominaient; pas de délire, pas d'exanthème. Le typhus n'apportait qu'un cachet mal formé à cette débilitation profonde, morale et physique. Ce fait montre nettement combien de divergences ont pu se produire parmi les médecins voyant bien leurs malades, mais ceux-ci ayant des provenances diverses.

La maladie du 11e était bien un typhus, mais distinct du typhus exanthématique de Constantinople, il se rapproche par beaucoup de points du typhus famélique d'Afrique, 1868-1869.

Comme le typhus de Crimée, le typhus d'Afrique naît après les saisons froides ; il succède au choléra, à la fièvre typhoïde, à la méningite cérébro-spinale.

D'une manière absolue, sa cause est l'encombrement, créé, comme je l'ai dit ailleurs, par les aspirations de la bienfaisance, qui avait accumulé sous des abris insuffisants toutes les misères, tous les faméliques Arabes. On récolta le typhus.

Ici on m'objectera que l'on ne rencontre pas les préoccupations morales guerrières, la privation du sommeil. Le premier point manque peut-être, et encore! mais on trouve assez de raisons de prostration morale dans la perspective qui s'offrait aux indigènes, aux femmes surtout, qui voyaient périr de faim leurs enfants sur leurs mamelles desséchées et dans les excitations délirantes de l'inanition.

Nous rencontrons en Afrique à peu près les mêmes causes et, par suite, les mêmes effets. L'exanthème en Afrique ne fait pas défaut, s'il est moins accusé. Mais en Orient, l'exanthème généralisé a été rare, même à Constantinople.

Le typhus d'Afrique, admis sans conteste par tous les observateurs, est donc un typhus au même titre que le typhus d'Orient, bien qu'il n'ait pas tout à fait les mêmes signes. Pour compléter la série des rapprochements, je dirai que le typhus de Sétif, que je connais mieux que les autres, offrait des symptômes que j'ai retrouvés pendant l'épidémie de fièvre typhoïde de Lyon, puisque ce sont ces ressemblances qui ont décidé mon travail, mes recherches nouvelles ; il m'est impossible de séparer ces deux formes, si je m'en rapporte à ces expressions épidémiques générales.

Si je voulais pousser les rapports avec la fièvre typhoïde ordinaire, je chercherais dans les récits de mes confrères Coindet et Brault des analogies : ils ont donné des relations du typhus endémique de Mexico. Mais j'avoue que mes tendances m'éloignent de cette manière de voir ; il me semblerait faire un contre-sens d'écrire ces mots associés : typhus endémique.

Je reviens à l'étude du typhus d'Orient. Je prierai le lecteur de m'excuser si, dans ce que je vais dire, il lui semble voir une apparence de réaction contre l'œuvre de

Jacquot, qui m'honorait de son amitié ; mais son livre ayant eu un retentissement considérable, je suis obligé de le prendre comme point de départ de mon argumentation, pour traiter convenablement de ce typhus.

Je ferai ce que lui, Jacquot, faisait vis-à-vis du livre d'Hildenbrand, qui lui servait d'arsenal. Dans toutes ces questions scientifiques, il n'y a d'engagé que le désir de faire triompher son opinion personnelle ; ce que l'on veut quelque fois déguiser sous cette autre expression : faire triompher la vérité,

Dès les premières pages du livre de Jacquot, on rencontre des affirmations qui seraient précieuses pour les défenseurs de l'identité, c'est-à-dire aux adversaires de Jacquot. Mon objectif maintenant n'est plus de combattre pour une thèse ou pour l'autre, mais de me servir de tous les arguments pour mettre en évidence l'erreur commise par les deux partis.

Signalons d'abord à l'attention des lecteurs le soin tout particulier que, dans ses premiers chapitres, Jacquot prend de démontrer les variabilités incontestables du typhus, en s'appuyant sur les opinions des anciens, pour arriver incidemment à prouver que les variétés nombreuses du typhus d'Orient ne font pas obstacle à la définition qu'il veut donner du typhus, à sa spécificité.

Ces propositions sont réellement singulières, ou plutôt les conclusions qu'il veut tirer, puisqu'il accepte les paroles de Gasc, à propos du typhus de Wilna, 1813 : « Ces terribles maladies n'avaient ni caractères fixes, ni périodes déterminées, les symptômes étaient extrêmement variables. »

Je présenterai maintenant une page de son livre (page 48, 2e partie) : « Sur nos soldats de l'armée d'Orient, on voit réunis deux à deux, ou même trois à trois, le typhus, le scorbut, le choléra, les fièvres palustres, les profondes lésions de l'intestin, la congélation, enfin plusieurs maladies intercurrentes. Cette concomitance de maladies diverses qui se compliquent, qui se masquent et se combinent, produit des états pathologiques complexes qu'il est impossible de comprendre si on les soumet en bloc à l'étude. En faisant de la symptomatologie, on risque à rapporter à un élément ce qui est le propre de l'autre, et sur le cadavre, on est obligé de remonter à tout instant à chaque élément, pour lui attribuer ce qui lui appartient. Si l'on ne suit pas cette marche, on perd son temps à l'étude et à la description d'un stérile chaos. »

J'ai tenu à citer en entier cette page, très-juste, en la commentant toutefois, car elle est d'une compréhension complexe, pour ne pas dire difficile ; et cette page devait, si les déductions en étaient faites selon les règles de la logique, aboutir à d'autres affirmations que celles que Jacquot proclame.

Il résulte de l'observation de faits indiscutables que l'armée était affligée par les maladies habituelles aux rassemblements nombreux. On signalait la dyssenterie, l'anémie, le scorbut et les influences palustres. Sans oublier qu'il n'y avait pas de raison pour que les fièvres typhoïdes fussent absentes. Ces maladies, les fièvres typhoïdes, sont toujours en puissance, si elles semblent disparaître momentanément. Aucune maladie ne les remplace, ne les absorbe. Jacquot néglige de les citer dans la nomenclature des maladies concomitanes ; c'est naturel et commandé par les besoins de sa thèse.

Les maladies énumérées plus haut sont très-compliquées, elles ont aussi des symptômes complexes ; il est difficile de se tirer de cette intertrication morbide, si l'on peut employer cette expression.

Aussi Jacquot, pour simplifier le travail, accepte le mot des anciens et, de cette réunion de maladies variées dans un même milieu, fait une maladie unique, spécifique : le typhus.

Il n'est pas étonnant qu'il soit très-difficile à Jacquot on à ses adhérents de donner une bonne définition du typhus.

Il me suffirait de m'arrêter à cette citation pour développer des conclusions irréfutables. Ici, je pourrai m'appuyer aussi sur les opinions de MM. Garreau et Barudel; je dirai à Jacquot :

Vous reconnaissez des maladies nombreuses, variées dans leurs symptômes et dans leurs altérations ; vous les décorez toutes du nom de typhus. Et quant à l'autopsie, vous rencontrez des résultats négatifs, vous dites : ceci est un typhus vrai ! Cependant vous avez admis des dyssenteries, des scorbuts; pourquoi ne pas admettre des maladies typhoïdes? Vous n'avez aucune raison de le faire, sinon les besoins de la cause. Au milieu de ces affections si distinctes, n'ayant qu'un symptôme général commun, vous avez fait de ce symptôme une maladie, au lieu de le laisser ce qu'il est, un masque, une expression, une manière d'être sans altérations anatomiques précises et propres.

Si, quand j'étais en Crimée, j'avais possédé les matériaux que j'ai pu réunir aujourd'hui, il me semble que j'aurais été conduit à d'autres affirmations; je me serais demandé comment il se faisait que des scorbutiques, des congelés, des dyssentériques, des typhoïdes revêtaient tous une ressemblance générale, une apparence qui les confondait. J'aurais voulu m'assurer si cette teinte qui couvrait toutes les maladies les faisait disparaître, les remplaçait; j'en aurais demandé la preuve aux autopsies. Mais trouvant les altérations propres à chaque espèce, j'aurais cherché ailleurs mes motifs d'explication.

Or, à l'amphithéâtre, quoi qu'on dise, on rencontrait les altérations les plus diverses, les désordres propres aux maladies particulières. Quand le malade avait eu une fièvre typhoïde, le scalpel montrait une altération pathognomonique; de même pour la dyssenterie.

Mais comme l'immense majorité des malades étaient des

scorbutiques, des cholériques, des congelés, en un mot, des anémiés qui succombaient à l'usure des organes et des fonctions, et que ces maladies ne se traduisent pas en lésions intestinales, il en est résulté que dans le typhus d'Orient, comme dans tous les typhus, soit à Dantzig, à Sarragosse ou en Afrique, la majorité des malades qui mouraient n'avaient aucune lésion qui les classât; d'où l'on a conclu que le typhus n'avait pas de lésion intestinale, et par suite, malgré quelque analogie fortuite des symptômes pendant la vie, que le typhus n'était pas une fièvre typhoïde.

Il est donc extrêmement important de revenir sur ces opinions fâcheuses, et d'affirmer que ce que l'on appelle typhus n'est qu'un symptôme né dans des circonstances déterminées, fortuites; que ce symptôme s'ajoute aux signes propres de toutes les autres maladies existantes; il ajoute à leur gravité, modifie leur aspect, mais ne change pas leur nature.

Jacquot, pour défendre ses premières assertions, arrive à de singulières affirmations, ou plutôt négations; car il considère comme des phénomènes insignifiants les altérations typhoïdes que l'on rencontre chez certains typhisés. Il exprime alors une théorie extrêmement aventureuse qui n'a pas eu de succès. Il dit : La fièvre typhoïde n'a pas pour signe spécifique les altérations des follicules ou des glandes de Peyer, mais bien les concrétions du bouton dothinentérique. Où sont les preuves de ces assertions?

Et encore, pourquoi venir affirmer que, dans des maladies diverses, on rencontrera les altérations des follicules et des glandes; pour moi, je proteste, et je dis que la fièvre typhoïde seule produit ces lésions. Si on rencontre la plaque à l'état que l'on désigne sous le nom de *barbe rasée*, cela veut dire que la maladie typhoïde est guérie dans ses lésions anatomiques; car cet état est assurément un fait consécutif à la réparation des ulcérations, ou au moins à l'hypertrophie.

Au début des fièvres typhoïdes, la plaque est boursoufflée blanc-rose, uniforme, de tons clairs, pas de piqueté noir. Donc, quand on rencontre des altérations des follicules et des glandes à divers états, cela signifie que le malade a été atteint de fièvre typhoïde. Le typhus, cette influence générale, a joint son action à l'affection première, mais n'a pas changé la nature de la maladie.

Voilà évidemment ce que j'aurais dit, mais je pourrais encore ajouter un argument sérieux contre l'identité dont Jacquot n'a pas profité, si je soutenais une de ces thèses. Si le typhus et la fièvre typhoïde sont les mêmes maladies, elles ne peuvent se succéder sur le même malade. Eh bien ! voilà des altérations typhoïdes plus ou moins anciennes, et ce malade qui les offre a succombé au typhus, donc la fièvre typhoïde et le typhus sont des maladies distinctes.

Mais je l'ai dit, je ne poursuis aucune de ces deux thèses.

Pour montrer tout ce qu'il y a de précaire, de douteux dans cette conception idéale du typhus, j'aurais pu montrer combien peu les faits se prêtent à cette formule concrète, et combien les opinions de médecins également distingués étaient contradictoires.

Je pourrais facilement faire voir que les écrivains qui avaient fait de nombreuses autopsies, mais dont les opinions étaient opposées aux siennes, étaient oubliés par Jacquot. Je ne parlerai pas de M. Cazalas qui, pendant ces discussions, à Constantinople, était, d'après Jacquot, le seul défenseur des lésions intestinales typhoïdes, de l'identité.

J'ai dit, plus haut, la vérité à ce propos ; j'ai indiqué que l'on rencontrait dans les autopsies de nombreuses lésions spécifiques attestant de nombreuses fièvres typhoïdes.

M. Marmy, qui figure dans le livre de Jacquot parmi les auteurs qui n'ont rencontré que des autopsies négatives, dit le contraire expressément et m'a fait l'honneur de me répéter à Lyon ses affirmations d'autrefois. « M. Marmy a rencontré assez souvent, dans les autopsies qu'il a faites, les lésions intestinales de la fièvre typhoïde. »

Prudhomme est plus affirmatif encore, puisque sur 39 autopsies il rencontre 39 lésions intestinales. M. Garreau, très-apprécié par Jacquot, est bien non-identiste, mais ses écrits sont moins affirmatifs.

Si l'on parcourt la série des auteurs ayant écrit sur le typhus d'Orient, en s'occupant seulement du côté saillant de leurs récits, on rencontre les mêmes contradictions.

Ainsi, pour ne parler que de l'exanthème dit spécifique, cette expression cutanée qui a été quelquefois si accentuée à Constantinople, on le rencontre moins prononcé dans d'autres localités; j'ai cité la maladie du 11me de ligne. M. Blainvillain, plus affirmatif, déclare qu'il est très-facile de diagnostiquer le typhus, tout en disant que l'on ne rencontre sur la peau ni taches ni sudamina.

Mon confrère, M. Hatry, qui a vu beaucoup de typhiques en Crimée, attribue une grande importance à certaines taches papuleuses mal définies qui apparaissent sur le scrotum.

Les symptômes tirés des autres fonctions et organes subissent les mêmes vicissitudes. La langue est sèche ou molle, selon les circonstances, évidemment selon les âges de la maladie. Les conjonctivites sont signalées, les altérations intestinales varient. Jacquot admet la fréquence du gargouillement et du météorisme, Mouchet et Hatry n'en rencontrent pas en Crimée.

Certains auteurs nient la propension aux suppurations, d'autres en citent de nombreux exemples en Crimée. Je pourrais passer en revue tous les symptômes, et je trouverais toujours les mêmes contradictions. Cela provient de ce que les malades observés étaient, selon les circonstances et les lieux, plus ou moins débilités. Quand l'anémie, le scorbut dominent dans l'économie, les abcès, les parotidites se produisent avec la plus grande facilité. Quand la constitution est mieux conservée, la résistance aux suppurations est plus considérable ; il peut se faire que les centres nerveux soient surtout atteints. Dès lors, le délire donne une apparence nouvelle aux maladies régnantes. A propos de délire, beaucoup de nos confrères seraient portés à croire que le typhus a une forme particulière du délire ; il n'en est rien. Le phénomène de cette conception délirante, qui fait croire à sa dualité au malade, est vraie, mais beaucoup moins fréquente que le délire ordinaire allant vers tous les objets. En fait de délire, toutes les conceptions sont possibles et ne changent rien à la nature de la maladie. Je borne là ces aperçus, que je crois suffisants pour justifier mes déductions. D'abord, il en résulte que l'on ne peut mettre en doute la réalité des appréciations des nombreux médecins qui ont écrit sur le typhus d'Orient. Si leurs narrations offrent des dissemblances, cela provient de ce que les médecins observaient dans des milieux différents.

Ces relations offrent d'abord une affirmation identique, c'est de montrer l'existence réelle de maladies variées, ayant toutes pour cause les privations, l'anémie, le scorbut, la dyssenterie.

Toutes ces maladies offrent un caractère commun indéniable, qui n'est exprimé que par le facies.

Si l'on résume les travaux de cette époque, on retrouve les indications morbides des auteurs anciens, on reconnaît les ataxies, adynamies, les formes rémittentes, etc., etc. ; mêmes causes, mêmes effets, mais pas plus de définitif dans les explications.

Dans les anciens temps, après avoir souvent confondu sous la même dénomination des maladies complexes, on en vint à les mieux définir, les distinguer, et donner des noms composés à certaines formes. Le mot fièvre typhoïde a englobé presque toutes les affections, sauf celle que les anciens auteurs supposaient exister et appelaient typhus des armées.

C'est ce souvenir des divisions créées après le premier Empire et des discussions de cette époque qui survit à Constantinople; beaucoup arrivent avec ces idées que la fièvre typhoïde et le typhus sont deux maladies, d'autres écrivains n'en reconnaissent qu'une; dès lors la lutte nouvelle des identistes et des non-identistes.

Comment, en présence des maladies très-variées qui sont reconnues : le scorbut, la dyssenterie, etc., et la présence des blessés mêmes qui prennent tous un symptôme général commun qui appelle la désignation typhus, n'a-t-on pas eu l'idée de se préoccuper de l'identité de la dyssenterie et de la fièvre typhoïde, etc., etc.? C'est que la fièvre typhoïde seule, en temps ordinaire, possède le signe qui frappe dans les épidémies d'encombrement, la stupeur. La fièvre typhoïde étant une maladie d'encombrement, c'est donc cette ressemblance par un seul côté qui a été le point de départ de toutes ces batailles littéraires.

Seulement, de l'analyse la plus impartiale des divers documents, on arrive à cette conclusion forcée : Le typhus n'est pas une maladie proprement dite, il n'y a pas à se préoccuper de savoir si le typhus et la fièvre typhoïde sont de même nature.

Jusqu'à présent, le typhus n'a pas d'anatomie pathologique; peut-être, plus tard, arrivera-t-on à en découvrir. C'est un symptôme général qui vient s'ajouter aux symptômes des maladies régnantes. Il naît et se développe forcément dans des circonstances données, toutes créées par la faute des hommes; ces circonstances sont : l'encombrement, la misère, les fatigues, les privations, l'excitation nerveuse. C'est surtout cette perversion absolue du système nerveux, cette stupeur, qui donne un cachet unique et spécial à toutes les maladies du moment (1).

(1) Il est extrêmement difficile de bien décrire un phénomène qui n'a pas d'expression anatomique. Pour rendre ma pensée, je comparerai le typhus au choléra. Dans le typhus, le système nerveux est perverti; dans le choléra, il est anéanti.

D'où il suit que dans l'impossibilité de définir dans le langage médical cette expression, il est permis, faute de mieux, de conserver le mot typhus ; mais en se pénétrant bien que ce mot n'exprime qu'une influence, un symptôme, indique la circonstance particulière qui fait que diverses maladies prennent une physionomie commune. On devrait ne l'employer que comme épithète ajoutée au nom de la maladie, pour rappeler la forme épidémique et le genre d'épidémie.

Il est plus naturel, plus médical de réunir sous ce nom collectif de maladies zymotiques, au lieu de celui de typhus, les maladies infectieuses qui naissent de l'encombrement, de la misère. Ainsi la fièvre typhoïde, la méningite cérébro-spinale, la diphthérite, la rougeole, les oreillons, l'érysipèle, sont des maladies zymotiques qui peuvent, dans certains moments, revêtir un masque particulier plus accentué, dit symptôme typhique, typhus, ainsi que peuvent le faire la dyssenterie, la diarrhée, l'anémie, le scorbut, les blessures mêmes, en un mot, toutes les affections qui peuvent naître ensemble dans un moment propice à la naissance de ce symptôme.

Dans ce travail, déjà long, j'ai eu une préoccupation constante : c'est de ne dire que juste ce qu'il fallait pour esquisser mon sujet, indiquer la manière de comprendre la question.

Evidemment, le lecteur pourra remarquer une certaine déviation entre les idées émises dans la première partie du travail et les conclusions. Je réponds d'avance à cette objection.

Je l'ai dit, j'ai entrepris cette étude quand je me suis aperçu du doute qui s'était glissé dans mes opinions à propos de ces questions sur la fièvre typhoïde et le typhus. J'avais commencé sans parti-pris, sans me préoccuper du résultat de mes analyses. On pourra me dire que je ne devais écrire qu'après m'être fait une opinion ; c'est juste.

J'aurais pu agir ainsi, choisir une forme d'exposition plus méthodique, plus savante ; mais il m'a semblé que j'arrivais plus vite à persuader mes lecteurs, en suivant, pour le développement de mes idées, la marche naturelle et logique, surtout simple, que ces idées avaient suivi pour me convaincre moi-même.

C'est donc dans cette espérance que j'ai donné le résultat de mes recherches tel qu'il avait été formé, sans chercher à poser des prémisses pour en tirer des conclusions prévues.

Après l'aveu de ces motifs honnêtes, j'espère que l'on pourra me pardonner, et la forme du livre, et les oublis, et les abstentions volontaires que l'on pourra remarquer dans mon œuvre.

Le seul but important est de solliciter mes confrères à contrôler l'idée que j'émets, à revenir sur ces discussions pour les juger, les régler autant qu'il est possible de le faire dans une science progressive non fixée, et surtout de remettre la question dans la véritable voie physiologique et expérimentale. Si j'obtenais ce résultat, je serais très-satisfait (1).

(1) Après réflexion, je me décide à ne pas suivre les bonnes habitudes que l'on a maintenant, de donner, après chaque sujet, la liste de tous les écrivains qui en ont parlé. Cela donne un parfum d'érudition de bon aloi ; mais ici la liste serait trop longue, elle est, d'autre part, très-connue.

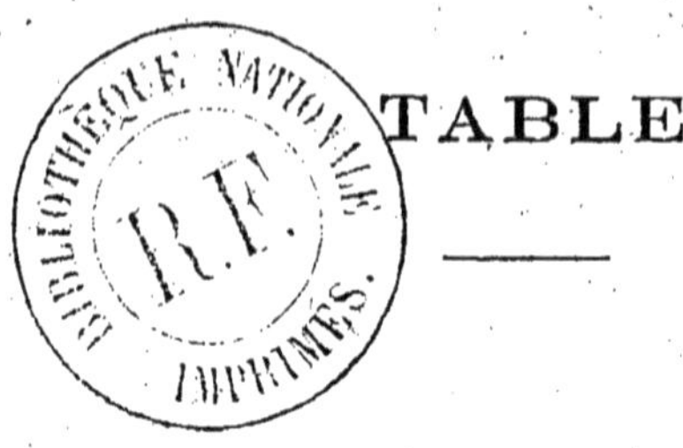

TABLE

Lyon, Assoc. typ. — C. Riotor, rue de la Barre, 12.

www.ingramcontent.com/pod-product-compliance
Ingram Content Group UK Ltd.
Pitfield, Milton Keynes, MK11 3LW, UK
UKHW051023210726
13857UKWH00007B/1249